RENTI JI DONGWU
SHENGLIXUE SHIYAN

人体及动物生理学实验

刘再群 ◆ 主　编

华田苗 ◆ 副主编

孙庆艳

李　晋 ◆ 编　委

王金霞

U0249586

安徽师范大学出版社
·芜湖·

责任编辑:童　睿
装帧设计:王　芳　桑国磊
责任印制:郭行洲

图书在版编目(CIP)数据

　　人体及动物生理学实验 / 刘再群主编. —芜湖:安徽师范大学出版社,
2015.2
　　ISBN 978-7-5676-1833-6

　　Ⅰ.①人… Ⅱ.①刘… Ⅲ.①人体生理学—实验—高等师范院校—教学
参考资料 ②动物学—生理学—实验—高等师范院校—教学参考资料
Ⅳ.①R33‐33 ②Q4‐33

　　中国版本图书馆 CIP 数据核字(2015)第 026828 号

人体及动物生理学实验

刘再群　主编

出版发行:安徽师范大学出版社
　　　　　芜湖市九华南路 189 号安徽师范大学花津校区　邮政编码:241002
网　　址:http://www.ahnupress.com/
发 行 部:0553‐3883578　5910327　5910310(传真)　E‐mail:asdcbsfxb@126.com
印　　刷:安徽宣城海峰印刷包装有限公司
版　　次:2015 年 2 月第 1 版
印　　次:2015 年 2 月第 1 次印刷
规　　格:787×960　　1/16
印　　张:6
字　　数:116 千
书　　号:ISBN 978-7-5676-1833-6
定　　价:12.00 元

前　言

　　人体及动物生理学是研究生命活动现象和功能的科学,是一门实践性很强的课程。近几年来,人体及动物生理学实验课随着仪器设备的更新及新实验方法的出现,教学内容有了很大的变化,更新实验教材已成为教师的当务之急。本书以提高学生的动手能力、观察能力、分析能力和创新能力为宗旨,以培养高素质人才为目的而编写。在基础实验的基础上,进行了以本科生开设"实验周"模式为主的综合实验设计,还增加了有开创性和学术价值的探究实验。

　　本书配置了实验教师主讲的示范视频(包括大鼠心脏灌流、坐骨神经—腓肠肌标本的制备、肌肉刺激频率与反应的关系、蛙心期外收缩与代偿间歇、免疫组织化学染色过程和电生理实验),便于同学们学习和掌握一些操作性很强的环节,为学习生理学实验提供了很好的实验示范和参考模板。

　　本书由刘再群编写实验1至实验10并负责统稿,华田苗编写实验11;孙庆艳、李晋、刘再群和华田苗负责示范视频的录制,王金霞编写试剂配方和文字校对。研究生李苗苗、姜三协助录制视频,本科生孙蕾、吴海波协助文字处理。本书编写和出版获得了"人体及动物生理学"省级精品资源共享课程(项目编号:2012gxk019)和地方高水平大学生物科学专业建设专项经费的资助,在此深表感谢!

编　者

2014 年月 12 月

目　录

第一部分　基础实验

基础实验以培养学生基础实验能力为主,要求学生在实验室能遵守实验室守则,在实验老师指导下主动观察、动手、设计和思考,完成单项实验的基本任务,达到具备本科毕业基本能力为培养目标。

实验 1　生理信号记录系统的使用和人体肺活量的测定

一、实验目的

1.学习生理信号记录系统的使用。

2.学习用肺功能测试仪测定人体肺活量。

二、实验原理

1.生理信号记录系统。包括:输入设备(传感器)、输出设备(刺激器)、反应设备(生理信号采集系统)、显示设备(含电脑和 BL‐420F⁺ 软件)。BL‐420 生物机能实验系统是配置在电脑上的 4 通道生物信号采集、放大、显示、记录与处理系统,它由电脑、BL‐420 系统硬件、TM‐WAVE 生物信号采集与分析软件三个主要部分构成。BL‐420 系统硬件是一台程序可控的,带 4 通道生物信号采集与放大功能,并集成高精度、高可靠性以及宽适应范围的程控刺激器于一体的设备。TM‐WAVE 生物信号采集与分析软件又称 BL‐420F⁺ 生物机能实验系统软件,主界面如图 1‐1 所示。

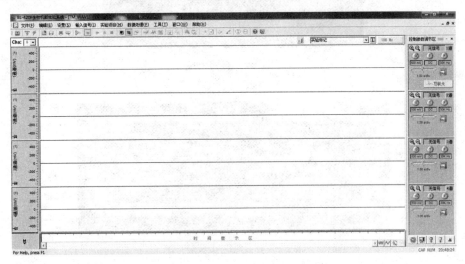

图 1‐1　BL‐420F⁺ 生物机能实验系统软件主界面

2.肺活量(FVC)是反映肺的呼吸功能的指标,指一次最大吸气后,用力所能呼出的气体量。一般测试 3 次,取最大值。

三、实验材料

台式电脑(内含 BL－420F$^+$软件)、生理信号采集系统、FGC－A$^+$肺功能测试仪、呼吸传感器、记录纸、打印机(局域网内共享)。

四、实验步骤

(一)生理信号记录系统的观察和使用

1.连接电源,先打开生理信号采集系统等外部设备,后开启电脑主机(如图1－2所示)。开启生理信号采集系统(如图1－3所示)、电脑主机,再打开电脑中 BL－420F$^+$软件。观察生理信号记录系统,包括输入设备(传感器)、输出设备(刺激器)、反应设备(生理信号采集系统)、显示设备(电脑和 BL－420F$^+$软件)。

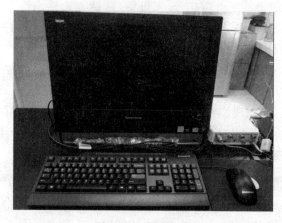

图1－2 台式电脑

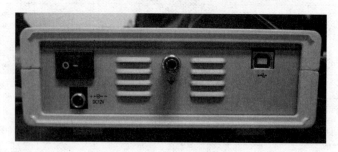

图1－3 生理信号采集系统

2.传感器包括张力传感器(注意区分上、下方向)和呼吸传感器等,连接时须注意区分。

3.生理信号采集系统有电源线、信号指示灯、1～4 个通道(可连传感器)、输出刺激端口(可连刺激器)、可连电脑的 USB 接口。

4. 阅读 BL-420F⁺ 软件(生理信号分析软件,成都泰盟公司)简介和使用说明书。

5. 实验结束后,应先关闭电脑,再关闭生理信号采集系统的外部设备。

(二)FGC-A⁺ 肺功能测试仪测定用力肺活量

FGC-A⁺ 肺功能测试仪(如图 1-4 所示)由电源线、主机、显示屏和键盘组成。其中,主机内有系列物理晶体管组成,显示屏可以显示 ID、test、display、print 和呼吸曲线等,键盘上有各种功能键和数字键。

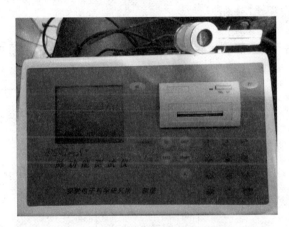

图 1-4 FGC-A⁺ 肺功能测试仪

1. 打开电源,通电预热 30min。

2. 预热后,按 Enter 进入主菜单(Menu)。

3. 按 ID 输入被测者信息。Code:4 位数(如学号后 4 位数);Age:2 位数;Sex:1/Man,2/Fem (1,2 为主机界面上数字键,下同);Height:3 位数(单位:cm);Weight:3 位数(单位:kg),不足 100kg,需在两位数字前加 0 补足 3 位数,否则测试仪自动在两个数字中间加"0",从而出现偏差;Date:8 位数(如 20140725,可不填写)。以上信息按 Enter 键依次选择,也可按[·]修改本项内容。

4. 按 test → FVC(1)→start(0)→使用呼吸传感器测肺活量(显示屏上出现单峰)→ Pass(4)。

按 test→FVC(1)→start(0)→使用呼吸传感器测肺活量(显示屏上出现双峰) → re (5)(重新测量)→start(0)→使用呼吸传感器测肺活量(直到显示屏上出现单峰为止)→Pass(4)。

5. 按 display,按[·]可翻页,按 Enter 键。

6. 按 print,选 1 (FVC),获得打印结果。

7. 在实验报告本上粘贴、分析打印结果。

五、注意事项

1.观察张力换能器时,不能用力触及簧片。

2.尽量熟悉 BL‒420F$^+$ 软件的使用。

3.FVC 参数。FVC:用力肺活量;FVCPRED:用力肺活量预计值;FEV 1.0:1s 用力肺活量;FEV 1%:1 秒率;Judgement:Normal、Restrictive、Obstructive、Mixed;等级划分 F$^+$/F^{++}/F^{+++}。

六、参考结果与分析

1. FGC‒A$^+$肺功能测试仪测定用力肺活量,测得数据结果如下(如图 1‒5 所示):

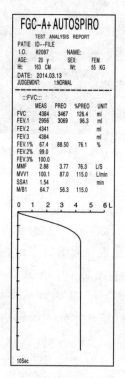

图 1‒5　肺活量参考图

FVC(用力肺活量)	3 090ml
FEV 1.0	2 931ml
FEV 1%	94.8%
FVC/FVCPRED	肺活量/用力肺活量预计值(>80%)

故可判断本人肺活量指标为正常。

实验 2　视力、视野、盲点的测定

一、实验目的

1.学习测定视力的方法,掌握视敏度的概念。

2.学习视野计的应用,描记视野。

3.证明盲点的存在,计算盲点的直径、盲点离中央凹的距离。

二、实验原理

1.视力又称视敏度,是指眼分辨物体细微结构的能力,即检测视网膜中央凹(黄斑区)精细视觉的分辨能力。通常以在一定距离能分辨空间两点的最小距离为衡量标准。

2.视野是单眼固定注视正前方时所能看到的空间范围,此范围又称为周边视力,也就是黄斑中央凹以外的视力。借助此种视力检查可以了解整个视网膜的感光功能,有助于判断视力传导通路及视觉中枢的机能。正常人的视力范围在鼻侧和额侧的较窄,在颞侧和下侧的较宽。在相同的亮度下,不同颜色的视野大小顺序为:白色＞黄、蓝色＞红色＞绿色,这可能与不同类型的感光细胞在视网膜上的分布范围以及它们之间出现的功能分化有关。

3.盲点是视神经离开视网膜的地方,此处无感光细胞,故光线不能在此成像,称为生理性盲点。由于生理性盲点的存在,所以在视野中也存在生理性盲点的投射区。此区为虚性绝对性暗点,在客观检查时是完全看不到视标的部位。根据物体成像规律,通过测定生理性盲点投射区域的位置和范围,可以依据相似三角形各对应边成正比的定理,计算生理盲点所在的位置和范围。

三、实验材料

视力表(2.5m)、遮眼板、指示棒、视野计、视野记录纸、A4 纸或记录纸、各种颜色的视标(或示标)。

四、实验步骤

(一)视力测定

实验室视力表(如图 2-1 所示)为 2.5m 远处测视力用表,打开视力表电源,被测者离视力表 2.5m 远,被测眼睛与视力表上 1.0 处同高。用遮眼板遮挡另一只眼睛,两人互相配合,测试者在视野记录纸上填写被测者裸眼或矫正视力(可选 5 分记录法或小数记录法)。

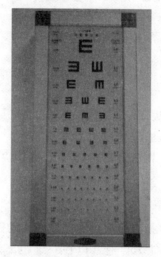

图 2-1　视力表

(二)视野测定

用彩色分辨视野计(如图 2-2 所示)测量,即把视野图纸安放在视野计背面圆盘上,学习在图纸上做记录的方法。需要注意的是,记录时与被测者反应的左右方位相反,上下方位颠倒。

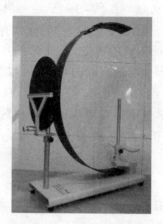

图 2-2　彩色分辨视野计

测试者选择一种某一大小及颜色(如红色)的视标刺激。

让被测者坐在视野计前,带上遮眼罩遮住左眼,下巴放在仪器的支架上,用右眼注视正前方的黄色注视点,不要转动眼睛,同时用余光注意仪器的半圆弧。

如果看到弧上有红色的圆点,或者原来看到了红色后来又消失了,要求立即报告。在红点消失前,觉得颜色的色调有何变化,也要及时报告。

测试者将视野计的分度肖拔出,转动圆盘,将弧放到 $0°\sim180°$ 的位置上。然后,将肖插入相应角度位置的孔中,固定圆盘。把弧上滑轮放在被试者左边的半个弧靠近中心注视点处,移动滑轮将红色刺激由内向外慢慢移动,直到被测者看不见红色为止,把这时红色刺激所在的位置用笔记录在视野图纸的相应位置上。然后,再把红色刺激从最外向中心注视点移动,到被测者刚刚看到红色时为止,用同样方法做记录。

按同样的程序,用红色刺激在被测者右边的半个弧上实验,但不同的是当红色刺激从内向外或从外向内移动的过程中,会产生红色刺激突然消失和再现的现象。把红色突然消失和再现的位置记下来,这就是盲点的位置。

把视野计的弧依次放到 $45°\sim225°$、$90°\sim270°$、$135°\sim315°$ 等位置上,再按上述程序测定红色的视野范围,每做完弧的一个位置被测者休息 2min。

按上述步骤分别测定黄、绿、蓝、白各色的视野范围,用相应颜色的笔把被试反应位置记在同一张视野图上。

将另一张视野图纸安放在视野计的背面,让被测者带上遮眼罩,用左眼注视中心黄色注视点,按上述同样程序进行测定和记录。

询问被测者各彩色从视野中逐渐消失时感到色调有何变化。

要求被测者最少测三种颜色:白、红、绿视标,找临界点(从看得见视标到看不见视标处,反之亦然),每个视标测 8 个点,每 $45°$ 测一个点。

(三)盲点测定

单色视标、八点测量、计算盲点的直径、盲点离中央凹的距离(如图 2-3 所示)。人与盲点记录纸的距离为 50cm,中央凹与节点的距离为 15mm。

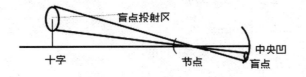

图 2-3　计算盲点与中央凹的距离和盲点直径示意图

盲点与中央凹的距离(mm)= 盲点投射区域与十字距离×(15÷500)
盲点的直径(mm)= 盲点投射区域的直径×(15÷500)

将视力测定结果记录下来,并将视野记录纸和盲点测定实验记录纸粘贴在实验报告上。

五、注意事项

1.所有检测指标要单眼固定注视,因此需两人配合。

2.检测时眼与注视中心同高并垂直。

3.如果出现视觉疲劳时,被测者可休息一会再继续测试。

六、参考结果与分析

1.视力测定结果:左眼5.0,右眼5.0。

2.盲点图绘制(如图2-4所示)及计算。

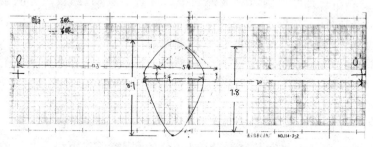

图2-4　盲点参考图

左眼:$\dfrac{B_1E_1}{A_1C_1} = \dfrac{15}{500} \Rightarrow B_1E_1 = 2.16mm$；

$\dfrac{E_1F_1}{C_1D_1} = \dfrac{15}{500} \Rightarrow E_1F_1 = 2.1mm$。

左眼盲点距离为2.1mm。

距离中央凹距离为2.16 mm。

右眼:$\dfrac{B_2E_2}{A_2C_2} = \dfrac{15}{500} \Rightarrow B_2E_2 = 2.52mm$；

$\dfrac{E_2F_2}{C_2D_2} = \dfrac{15}{500} \Rightarrow E_2F_2 = 2.52mm$。

左眼盲点距离为2.52mm。

右眼盲点距离中央凹距离为2.52mm。

3.视野实验结果:

(1)正常人视野范围鼻侧和额侧较窄,在颞侧和下侧较宽;

(2)在相同亮度下,白光视野最大,红光次之,绿光最小;

(3)生理性盲点呈椭圆形。

造成这样结果的原因是:与人的头面部结构有关,也与感光细胞在视网膜上的分布有关。额头阻挡了光线进入眼球,故鼻侧和额侧视野范围狭窄,而颞侧和下巴处不阻挡光线,故此处视野范围较宽。感受光线明暗的视杆细胞在视网膜周围,故白光视野最大,感受光线色彩的视锥细胞在视网膜中央的中央凹位置,故红光和绿光视野在中央。

实验 3 人体心电图的描记

一、心电图(ECG)

人的体表上伴随着心脏周期性运动的电变化而出现的一组有特殊形状的波群,称为心电图。正常心电图包括 P、QRS 和 T 三个波形(如图 3-1 所示),它们的生理意义为:

P 波:心房去极化波;

QRS 波群:心室去极化波;

T 波:心室复极化波;

P-R 间期:兴奋由心房至心室的传导时间。

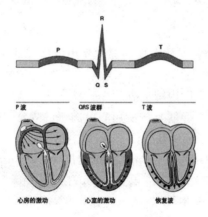

图 3-1 心电图

二、心电图产生的原理

心电图是记录心脏电变化的图。心脏在收缩之前,首先发生电位变化。心电变化由心脏的起搏点——窦房结开始,经传导系统至心室,最后到达心肌,引起肌肉的收缩。心脏兴奋活动的综合性电位变化可通过体液传播到人体的表面,经体表电极引导并放大而成的波形为心电图。

三、实验材料

心电图机、心电图纸、诊断床、酒精棉球。

四、心电图的记录

1.被测者安静平卧,摘下眼镜、手机等附属物品,全身肌肉放松。

2.按要求将心电图机面板(如图 3 - 2 所示)上各控制按钮置于适当位置。在心电图机妥善接地后接通电源。

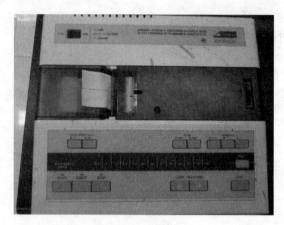

图 3 - 2　心电图机

3.安放电极。将准备安放电极的部位先用酒精棉球脱脂,以减小皮肤电阻,且电极夹应放在被测者肌肉较少的部位,一般两臂应在腕关节上方(屈肘)约3cm处,两腿应在小腿下段内踝上方约 3cm 处。

4.连接导联线(12 个导联),按所用心电图机的规定,正确连接导联线。

5.调节基线调节装置,使基线位于适当位置。

6.输入标准电压(1mV＝10mm),走纸速度为 25 mm/s。

7.记录心电图。按 start 走一段,按 stop;按 selector(→)和Ⅰ,按 check,按 start 开始记录导联Ⅰ,一般记录 4～5 个波即可,按 stop;按 selector(→)和Ⅱ,按 check,按 start 开始记录,同上,直到 V6 记录完毕;按 selector(→),按 start 走一段,按 stop。

8.记录完毕后取下记录纸,写下被测者姓名、年龄、性别及记录实验时间,并在记录纸上标出各导联,然后粘贴打印记录纸在实验报告上。

五、注意事项

1.描记心电图时,被测者应呼吸平稳,肌肉放松,以防肌电干扰。

2.插电极进行导联前,要用酒精棉球擦拭体表。

3.电极安放位置要准确。

六、参考结果与分析

心电图的分析,其中横向(x)为时间,纵向(y)为波幅(如图 3-3,图 3-4 所示)。

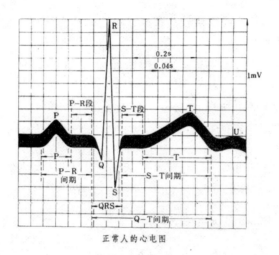

图 3-3　正常人的心电图

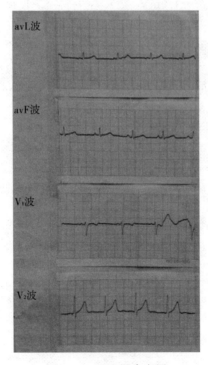

图 3-4　心电图参考图

P 波:低矮圆钝小波,心房去极化波。

x:0.06～0.11s   y:＜0.25mV

有 p 波:窦性心律;

无 P 波:异位心律。

若Ⅱ、Ⅲ、avF 中 P 波波幅较高(＞0.25mV),称为肺型 P 波或先天型 P 波,可提示为右心房肥大;

若Ⅰ、Ⅱ、avL 出现花瓣状 P 波,振幅缩短,而 t＞0.11s,可提示为左心房肥大。

x＞0.20s,房室传导阻滞;

x＜0.12s,预激综合征。

P－R 间期:

x 为 0.12～0.20s 正常。

QRS 波:心室去极化波(x 为 0.06～0.08s 正常)。

$$\begin{cases} 若\ RV_5 > 2.5mv\ 或\ Rv_5 + Sv_1 > \begin{cases}(男)\ 4.0\\(女)\ 3.5\end{cases} & \Rightarrow 左心室肥大;\\ 若\ RV_1 > 1.0mv\ 或\ Rv_1 + Sv_5 > 1.2mv & \Rightarrow 右心室肥大_1。\end{cases}$$

如 $RV_5 > 2.5mV$ 或 $RV_5+SV_1 >$ 男 4.0mV,可提示为左心室肥大;女 3.5mV,如 $RV_1 > 1.0mV$ 或 $RV_1 + SV_5 > 1.2$ mV,可提示为右心室肥大。

S－T 段:上抬不能＞0.1mV,下降不能＞0.05mV,否则提示为心肌受损。

T 波:心室复极化波 $\begin{cases}方向与主波方向一致\\波幅 > \frac{1}{10}R\end{cases} \Rightarrow$ 否则,心肌受损。

R－R 间距 $\begin{cases}不等时:窦性心律不齐;\\相等时:心率 = \frac{60}{数\times 0.04}/min \begin{cases}心率 > 100\ 次,心率过快;\\心率 < 60\ 次,心动过缓。\end{cases}\end{cases}$

期外收缩:早搏(房早、室早) $\begin{cases}> 6\ 次 \Rightarrow 病理性\ 心肌受损;\\< 6\ 次 \Rightarrow 功能性。\end{cases}$

实验 4　人体血细胞计数、血红蛋白测定和 ABO 血型鉴定

一、实验目的

学习血细胞计数、血红蛋白测定、ABO 血型鉴定的方法。

二、实验原理

血型通常是指红细胞的血型,是根据存在于红细胞膜外表面的特异性抗原(镶嵌于红细胞膜上的特异性糖蛋白)来确定的,这种抗原(称凝集原)是由遗传基因决定的。血清中的抗体可与红细胞膜上不同的抗原结合,产生凝集反应,最后发生红细胞凝集。

ABO 血型:用标准 A 型血清(含足量的抗 B 凝集素)、标准 B 型血清(含足量的抗 A 凝集素)、标准 O 型血清(含足量的抗 A、抗 B 凝集素)进行鉴定。

三、实验材料

一次性采血针、一次性定量毛细取血管(20μl)、乳胶吸头、试管架、塑料试管、血细胞分析仪(稀释液、溶血剂、探头清洗液、热敏记录纸)、标准血清抗 A、标准血清抗 B、双凹载玻片、消毒牙签、75％酒精棉球。

四、实验步骤

1. 准备一个双凹载玻片、酒精棉球、采血针(从无名指采集被测者的血液,用酒精棉球擦拭无名指,干燥后取血)、毛细取血管、塑料试管和两个牙签。

2. 塑料试管内加稀释液,然后采血 20μl 放入塑料试管,轻轻摇匀后静置,放入血细胞分析仪(如图 4-1 所示)检测。

3. 将双凹载玻片上加上抗 A、抗 B 血清,用采血针从无名指采血,分别用牙签拨入加了抗 A 标准血清、抗 B 标准血清的双凹板中观察。

4. 将血细胞分析仪检测血细胞和血红蛋白含量的结果打印在记录纸上,并粘贴于实验报告。

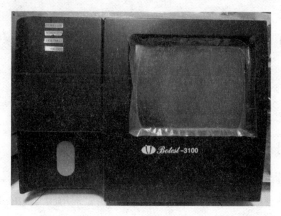

图 4-1　血细胞分析仪

五、注意事项

1.消毒:用 75％酒精棉球擦拭被测者采血部位,如无名指或耳垂。

2.被测者采血部位的手指一定要擦拭、干燥后取血。

3.采血要准确。

4.用乳胶吸头排尽毛细取血管时,放入后捏紧,后直接拔除胶头。

5.血样上机检测前要轻轻摇匀,不能有沉淀物或气泡,防止堵塞血细胞分析仪或产生气泡故障。

6.将标准血清和待测血液混合时,牙签不可混搅。

六、参考结果与分析

1.经检测抗 A、抗 B 血清均不凝集,所以被测者的血型为 O 型血。

2.根据血细胞分析仪结果上的参数(如图 4-2 所示)均在参考值范围内,故各项检测指标均正常。

URIT-3000Plus 全自动血细胞分析报告									
编号:000000000189	参数	结果	单位	提示	参考范围	红细胞平均体积	84.4	fL		30.0-99.0
姓名:	白细胞总数	6.6	1 0^9/L		4.0-10.0	平均血红蛋白含量	27.2	pg		26.0-32.0
年龄:	淋巴细胞比率	23.0	%		20.0-40.0	平均血红蛋白浓度	323	g/L		320-360
性别:	中间细胞比率	9.3	%		1.0-15.0	红细胞分布宽度CV	9.9	%	L	11.5-14.5
血型:	中性粒细胞比率	67.7	%		50.0-70.0	红细胞分布宽度SD	24.7	fL	L	39.0-46.0
科别:	淋巴细胞总数	1.5	1 0^9/L		0.6-4.1	血小板总数	249	1 0^9/L		100-300
病历号:	中间细胞总数	0.6	1 0^9/L		0.1-1.8	血小板平均体积	10.6		H	7.4-10.4
送检者:	中性粒细胞总数	4.5	1 0^9/L		2.0-7.8	血小板分布宽度	11.5	fL		10.0-14.0
检验者:	红细胞总数	4.14	1 0^12/L		3.50-5.50	血小板压积	0.26	%		0.10-0.28
审核者:	血红蛋白	113	g/L		110-150	大血小板比率	20.2	%		13.0-43.0
时间:214-04-17 19: 43	红细胞压积	34.9	%	L	36.0-48.0	大血小板总数	50	1 0^9/L		13-129

图 4-2　血细胞分析参考图

实验 5 坐骨神经—腓肠肌标本制备及刺激频率与反应之间的关系

一、实验目的

1.学习坐骨神经—腓肠肌标本的制备。

2.观察不同频率的阈上刺激引起肌肉收缩形式的改变。

二、实验原理

坐骨神经—腓肠肌标本代表了动物的神经—肌肉标本,通过用电刺激坐骨神经(阈刺激以上),使坐骨神经产生神经冲动,神经冲动传递到肌肉,从而引起腓肠肌产生收缩。刺激的快慢(频率)、强弱(强度)可以通过记录腓肠肌的收缩形式进行反映(单收缩、不完全强直收缩和强直收缩)。保持对坐骨神经刺激强度不变,改变刺激坐骨神经的刺激频率可以影响肌肉收缩形式发生改变,从而描记刺激频率(坐骨神经)与反应(腓肠肌)之间的关系。

三、实验材料

蛙或蟾蜍、解剖器(包括大剪刀、小剪刀、镊子、解剖刀、解剖针)、固定针、蛙板、培养皿、任氏液、粗棉线、玻璃分针、锌铜弓、铁架台、肌槽、生理信号采集系统、张力传感器、打印机。

四、实验步骤(参考示范视频)

1.标本剥制:实验动物双毁髓(脑髓和脊髓)→剥制后肢标本(用金冠剪横断尾椎)→分离两后肢(沿尾杆骨或荐椎一侧向上从尾段椎骨剪开)→分离坐骨神经(用玻璃分针分离)→分离股骨头(保留 1cm 长的股骨)→游离腓肠肌(用棉线扎紧其游离端肌腱)→铜锌弓检验标本。

示范视频请扫二维码

2.开启生理信号采集系统,然后打开 BL－420F$^+$ 软件,选择参数与指标,改变刺激频率,观察收缩反应(单收缩、不完全强直收缩和完全强直收缩),打印结果。

3.粘贴刺激频率与反应之间的关系打印记录纸。

五、实验注意事项

1.双毁髓要彻底；

2.要用任氏液浸润标本；

3.用玻璃分针分离坐骨神经时,要注意神经的完整性。

六、参考结果与分析

1.腓肠肌出现单收缩、不完全强直收缩和完全强直收缩；

2.刺激频率与反应之间的关系见打印纸上显示的波形(如图 5 - 1 所示)。

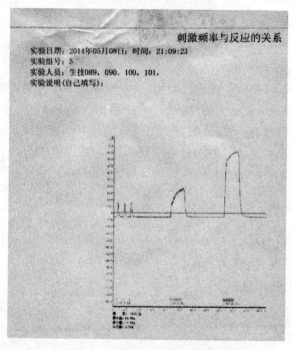

图 5 - 1　刺激频率与反应的关系参考图

实验 6　测定反射时及分析反射弧、测定人体动脉血压和人体心音听诊

一、实验目的

学习和分析反射弧的组成以及观测反射弧对刺激做出适当的反应,学习用听诊器做心音听诊及用水银血压计和听诊器测定血压的方法。

二、实验原理

1.反射是指对某一刺激做出规律性的反应。

2.反射活动的结构基础称为反射弧,包括感受器、传入神经、神经中枢、传出神经、效应器;完成某种反射必须有完整的反射弧。

3.反射时指反射通过反射弧所用的时间,包括中枢延搁和突触延搁。

4.血压是指血管内的血液对血管壁的侧压力,可以根据血管音的变化来测量动脉血压。动脉血压包括收缩压和舒张压。

5.心音是由心脏瓣膜关闭和心肌收缩引起的振动所产生的声音,心脏瓣膜包括房室瓣(二尖瓣和三尖瓣)和动脉瓣(主动脉瓣和肺动脉瓣)。用听诊器在胸壁前听诊,在每一心动周期可以听到两个心音(第一心音和第二心音)。

三、实验材料

蛙或蟾蜍、解剖器(包括大剪刀、小剪刀、镊子、解剖刀、解剖针)、蛙板、固定针、培养皿、粗棉线、任氏液、玻璃分针、铁架台、玻璃棒、0.5% H_2SO_4、1% H_2SO_4、普鲁卡因或利多卡因、大头针(蛙嘴夹)、细棉条、滤纸片、秒表、水银血压计、听诊器。

四、实验步骤

1.单毁髓(只毁脑髓)→将蟾蜍腹卧固定在蛙板上→剪开右侧大腿皮肤→找出坐骨神经→穿线备用→将大头针做勾状,勾住蟾蜍下颌→吊挂在玻璃棒上→用 0.5% H_2SO_4 刺激右下肢最长脚趾(记录反射时)→重复三次,算出平均反射时→将最长脚趾皮肤环切,去皮肤再测反射时→用 0.5% H_2SO_4 测右侧皮肤脚趾→用 1% H_2SO_4 滤纸片贴在背部→用棉花线沾少许麻醉剂利多卡因包住坐骨神经→0.5% H_2SO_4 测有皮肤脚趾→用 1% H_2SO_4 贴在背部→毁脊髓→测左侧

最长脚趾。

2.人体动脉血压的测定。用水银血压计测定人体肱动脉的血压,首先要正确使用水银血压计,不能让水银外漏(水银易挥发,有剧毒!),要学会正确开、关水银血压计,也可以用电子血压计测定动脉血压。

用水银血压计测定肱动脉血压时,人采取坐的位置,保持心脏和肱动脉同高,正确打开水银血压计,使用压脉带包住上臂肱动脉位置,把听诊器探头接触肱动脉,用气球向压脉带充气,观察水银的高度不超过 180mmHg,然后缓慢放松气球,测试者用眼睛观察水银柱的下降,同时耳朵听听诊器内声音的有、无,判断声音的临界点,记录被测者的收缩压和舒张压。

3.人体心音听诊。用听诊器在心脏的体表位置听房室瓣和动脉瓣的开、关,判断第一心音和第二心音,区分心音的强度与频率的差异。

五、注意事项

1.保持实验室内安静,以有利于听诊;

2.每次测反射时的实验,要使皮肤接触 H_2SO_4 面积不变,以保持相同的刺激强度;

3.测血压时,先观察水银血压计是否有水银渗漏,注意使用安全;

4.注意麻醉剂的安全使用,务必不能把麻醉剂沾到同学身上。

六、参考结果与分析

1.屈反射:①1.82s;②2.68s;③3.63s ⇒ 平均反射时为 2.71s;

2.当皮肤环切后,反射弧失去感受器,所以蟾蜍后腿不再收缩;

3.将 1‰ H_2SO_4 滤纸片贴在背部时蟾蜍无反应;

4.用棉线沾利多卡因包住神经,再 0.5‰ H_2SO_4 刺激时,反应时较长,均超过 10s;

5.被测者动脉血压为 62/98mmHg。

实验 7　蛙心搏过程的观察与描记、蛙类期外收缩与代偿间歇

一、实验目的

1.学习暴露蛙类心脏的方法并观察蛙心的结构。

2.观察蛙类期外收缩和代偿间歇的生理现象。

二、实验原理

1.两栖类动物心脏为两心房、一心室。心脏的起搏点是静脉窦。正常情况下,心脏的活动节律服从静脉窦的节律,其活动顺序为:静脉窦、心房、心室。

2.心肌的机能特性之一是具有较长的不应期,整个收缩期都处于有效不应期内。在心室收缩期给以刺激,心室都不发生反应。

3.期外收缩:在心室舒张中、后期给予单个阈上刺激,则产生一次正常节律以外的期外收缩。

4.代偿间歇:当静脉窦传来的节律性兴奋恰好落在期外(期前)收缩的收缩期时,心室不再发生反应,须待静脉窦传来下一次兴奋才会收缩。因此,在期外(期前)收缩之后,就会出现一个较长时间的舒张间歇,即代偿间歇。

三、实验材料

蛙或蟾蜍、解剖器(大剪刀、小剪刀、镊子、解剖刀、解剖针)、固定针、粗棉线、玻璃分针、培养皿、蛙板、蛙心夹、台式电脑(内含 BL - 420F$^+$ 软件)、生物信号采集系统、铁架台、刺激器、张力传感器、任氏液、打印机。

四、实验步骤(参考示范视频)

实验动物双毁髓→背卧固定于蛙板上→在心脏部位剪倒三角形口→剪开胸部肌肉→剪开心包膜→暴露心脏→观察结构→用蛙心夹夹住心尖→与张力传感器相连→电脑上 BL - 420F$^+$ 软件描记→在实验动物心室舒张期给予电刺激(电子刺激器)→描记心脏期外收缩、代偿间歇→放下实验动物(如蟾蜍)→做斯氏第一、二结扎(第一结扎位置在窦房沟,第二结扎位置在房室沟)→观察并记数蛙

示范视频请扫二维码

心跳频率。

粘贴期外收缩和代偿间歇打印记录纸。

五、注意事项

1.双毁髓要彻底；

2.蛙心夹不能夹破心脏；

3.暴露心脏要准确；

4.斯氏结扎时一定要找准结扎位置。

六、参考结果与分析

根据实测数据填写表 7-1 和分析图 7-1。

表 7-1　斯氏结扎记录表

对照	频率/次·min^{-1}		
	静脉窦	心房	心室
第一结扎			
第二结扎			

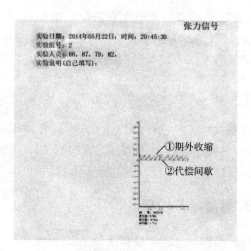

图 7-1　期外收缩与代偿间歇参考图

第二部分　综合实验

综合实验以培养学生综合实验能力为主,要求学生在完成综合实验的同时,与老师或同学一起讨论实验过程或存在的疑难问题。对学有余力的学生,可在指导教师实验室参与科研工作半年以上,达到能撰写本科毕业论文的培养目标。

实验 8　以蟾蜍研究脊髓反射、坐骨神经－腓肠肌和心肌的生理特性

一、实验目的

1.学习脊蛙或脊蟾蜍(只毁脑髓保留脊髓的蛙或蟾蜍)和双毁髓(毁脑髓和脊髓)蛙或蟾蜍的处理方法来测定和记录反射时并了解反射弧的组成;学习坐骨神经－腓肠肌标本的制备以及用该标本检测不同频率电流刺激坐骨神经引起腓肠肌发生反应的相关性。

2.学习暴露两栖动物心脏和斯氏结扎的方法,以及检测心脏正常搏动的节律性活动的时相及频率和期外收缩、代偿间歇的生理特性。

3.用 BL－420F$^+$ 软件记录坐骨神经－腓肠肌刺激频率与反应的关系,以及在体记录蛙或蟾蜍心脏活动,了解神经与肌肉的电活动与机械收缩活动的时相关系。

二、实验原理

1.反射是机体对刺激做出的反应性应答,反射弧是反射活动的结构基础,包括感受器、传入神经、神经中枢、传出神经和效应器五个部分。反射时是反射通过反射弧作用的时间,包括中枢延搁和突触延搁。反射弧的任何一部分缺损,原有的反射不再出现。由于脊髓的机能比较简单,所以常选用为实验材料,有利于观察和分析。

电流刺激坐骨神经产生神经冲动(或动作电位),神经冲动可以沿着坐骨神经传递到与之相连的腓肠肌,不同刺激强度会引起腓肠肌产生不同的反应,从阈下刺激到阈刺激;受到频率不同阈上刺激的腓肠肌可以产生单收缩、不完全强直收缩和完全强直收缩。

2.两栖动物的心脏为两心房、一心室,心脏的正常起搏点是静脉窦,存在异位节律。正常情况下,心脏的活动节律服从静脉窦的节律,其活动顺序为:静脉窦、心房、心室。通过张力传感器在生理信号记录系统中可以记录正常的静脉窦节律,称为心搏曲线。心脏收缩是一种机械活动,心肌具有较长的不应期,整个收缩期都处于有效不应期内。在心室收缩期给予刺激,心室不发生反应;但在心室舒张中、后期给以单个阈上刺激,则产生一次正常节律以外的收缩反应,为期外收缩。在期外收缩之后,会出现一个较长时间的舒张间歇期,称为代偿间歇。

三、实验材料

蛙或蟾蜍、解剖器一套、蛙板、锌铜弓、培养皿、粗棉线、任氏液、玻璃分针、玻璃棒、铁架台、肌槽、生理信号记录系统、张力传感器、刺激电极、蛙心夹、大头针、滤纸片、纱布、细棉条、普鲁卡因或利多卡因麻醉剂、0.5％及1％H_2SO_4溶液、打印机。

四、实验步骤

(一)制备脊蛙或脊蟾蜍,观察屈反射和搔扒反射并记录反射时

1.脊蛙或脊蟾蜍的制备:只毁脑髓的蛙或蟾蜍。腹位固定于蛙板上,剪开右侧股部皮肤,分离出坐骨神经穿线备用。

2.将大头针做勾状,钩住蟾蜍下颌,吊挂在玻璃棒上,用低浓度0.5％H_2SO_4刺激蛙的右侧脚趾最长趾、环切最长趾皮肤,其他脚趾(浸入H_2SO_4的时间不超过10s),观察是否出现屈腿反射并记录各反射时,立即用清水冲洗受刺激的皮肤并用纱布擦干,记录3次;用浸有高浓度1％H_2SO_4的滤纸片贴于蛙背部皮肤,对应观察是否出现搔扒反射并记录各反射时,记录3次。

3.用普鲁卡因或利多卡因麻醉坐骨神经,记录麻醉时间;间隔2min重复前面的屈反射刺激和搔扒反射刺激,屈反射消失后再记录搔扒反射,观察有无反射并记录反射时。

4.屈反射刺激和搔扒反射刺激消失后,如前刺激左侧后肢最长趾,记录反射时有无变化。毁脊髓后再重复实验,记录结果。

(二)制备坐骨神经－腓肠肌标本,观察不同频率电流刺激坐骨神经引起腓肠肌反应的关系(参考示范视频)

1.制备坐骨神经－腓肠肌标本,实验流程为洗干净实验动物、双毁髓、剥制后肢、分离两后肢、分离坐骨神经、游离腓肠肌、分离股骨头、铜锌弓检验标本。

2.打开生理信号采集系统,将标本固定在肌槽上,连接张力传感器与刺激输出。

示范视频请扫二维码

3.使用BL－420F$^+$软件,选择"实验项目－肌肉神经实验－刺激频率与反应的关系－经典实验"记录并观察由于坐骨神经的不同频率的阈上刺激引起腓肠肌产生单收缩、不完全强直收缩和完全强直收缩的过程。

4.打印并分析实验结果。

(三)暴露蛙心,观察并描记蛙心正常起搏和期外收缩现象(参考示范视频)

1.用解剖剪剪倒三角形腹位暴露蛙心,剪开心包膜,用蛙心夹夹住蛙心心尖备用。

2.连接张力传感器,打开生理信号采集系统,再打开电脑主机和 BL-420F$^+$软件。

3.在软件上选择"通道-张力"记录蛙心搏过程。

4.用刺激器在蛙心舒张中、后期刺激蛙心,观察并记录期外收缩和代偿间歇。

示范视频请扫二维码

五、思考题

1.如果合理安排实验顺序和流程,能否用一只蟾蜍或蛙做完上述所有实验内容?

2.该综合实验时间长,同学们在实验室如何合理安排时间并相互配合?

3.该实验中有哪些需要做对照实验?

六、参考实验论文

《人体及动物生理学》省级精品资源共享课程综合实验建设
——以蟾蜍为实验对象

孔莺莺,刘再群
安徽师范大学生命科学学院

摘　要: 在安徽师范大学"实验周"计划的背景下,将《人体及动物生理学》实验课程中,以蟾蜍为实验对象的三个主要实验拿出来进行讨论,进一步探讨"实验周"计划的各种有利之处。坐骨神经-腓肠肌标本的制备、反射时与反射弧的分析、心搏过程的观察与描记这三个实验,分别强调了解剖技能、数据处理能力及对生物仪器的使用。将这三个环环相扣的实验综合起来,可进一步促进学生对生理课程中理论知识的掌握,更好地做到学以致用;同时"实验周"计划为本科学生创建了一个更加浓厚的学习、实验氛围,有利于提高学生的素养,与研究生学习接轨;该计划还能高效率地利用实验材料,以较少的材料连续利用,从而使学生得到更多的练习机会。

关键词: 人体及动物生理学;实验;蟾蜍;"实验周"计划

一、引言

从 2014 年起,安徽师范大学生命科学学院进行必修实验课的课程改革,将必修实验课程整体移至必修理论课教学结束后的数周并开设综合实验,实行"实验周"计划。其中,《人体及动物生理学》是生命科学学院一门实践性很强的必修课[1,2],也是我院 2012 年申请成功的省级精品资源共享课程,部分高校也已经开展了动物生理学实验课程改革[3]。

探究用蟾蜍作为实验材料在"实验周"开设的生理学综合实验课,对合理使用生理学仪器设备和促进学生动手设计实验能力都有重要的作用。在生理学实验课中,主要有三个以蟾蜍为对象的实验:坐骨神经—腓肠肌标本的制备、反射时与反射弧的分析、心搏过程的观察与描记。这三个实验分别强调了解剖技能、数据处理能力及对生物仪器的使用,把它们贯穿在一起综合操作,体现了操作技能步步提升的过程。面对"在传统理论的基础上加强实际操作"[4]的呼吁,在"实验周"计划中,将这三个实验依次按顺序操作,既可提高实验材料的利用率,同时在一段时间内连续进行实验课教学,又有利于提升教学内容的整体性,使学生层层深入地掌握生理学实验技能,更好地巩固生理学理论知识。

二、"实验周"前的实验内容

这三个实验是分开操作的,每次实验的理论设定课时为 4h,三次总计为 12 课时,但实际约为每次 3h。每次实验每个小组需要处理 3 只蟾蜍。实验主要采用了蟾蜍、任氏液、普鲁卡因、蛙板、玻璃分针、生物传感器、解剖器械等材料。

1.坐骨神经—腓肠肌标本的制备

这是三个实验中最基本且最重要的实验,它着重强调了坐骨神经—腓肠肌标本的剥制,同时复习了双毁髓法处死蟾蜍的技能,也为其他实验提供了实验材料和技能基础。双毁髓法处死蟾蜍,这在本科一年级的动物学实验课中就已进行过教学,但仍有大部分学生不能熟练掌握这一技能。因此,促进实验技能的掌握并熟练操作,也是"实验周"计划的目标之一。

该实验中,标本的剥制要求结构干净,神经完整保留,不应有血肉模糊、神经断开的现象;将标本与传感器连接并选择模式进行操作后,应观察到各种收缩反应的完整波峰,才说明标本剥制成功可利用,且能观察到各种收缩反应的波峰特征。双毁髓虽简单,但要求处理彻底,操作起来不免有些难度,若实验老师先将学生召集到一起,示范一次并边操作边讲解(可以配合视频演示),再让学生自己动手,体会该方法的奥妙,学习效果将会更好。双毁髓成功后就可进行坐骨神经—腓肠肌标本的制备,这一步较为简单,只要动手操作时仔细即可,所以老师可以强调一下提醒学生注意,并不需要演示操作,这样也有利于引导学生自己看书,按步骤动手操作,并在动手中发现问题。这一标本的剥制过程仅仅需要多加练习就可以熟练掌握,因此在实验材料重复利用的"实验周"计划的背景下,学生可多加操作,保证确实掌握必要的技能。

坐骨神经—腓肠肌标本制备好后,应当用铜锌弓蘸取任氏液刺激标本检验其活性,若腓肠肌出现收缩反应才可继续进行实验。将坐骨神经—腓肠肌标本正确连接在张力传感器上,操作传感器连接的计算机上的 BL－420F$^+$ 生物信息采集系统软件,选取经典实验,即可改变刺激频率,观察在不同频率的阈上刺激下肌肉的收缩反应,并用计算机记录出刺激频率与反应的关系图,辨别单收缩、不完全强直收缩和完全强直收缩的波形(图 1)。

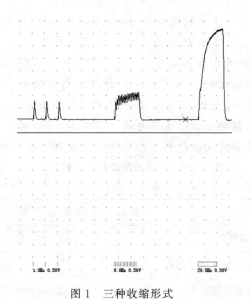

图 1 三种收缩形式

Figure 1 Three forms of contraction

2.反射时与反射弧的分析

进行实验时,用 $0.5\%\,H_2SO_4$ 溶液刺激蟾蜍的实验后肢最长的脚趾,并观察记录下从刺激到出现反应的时间,用清水清洗擦拭该部位。在进行刺激时,可用玻璃器皿盛装溶液,然后使最长脚趾浸入其中,当看到蟾蜍屈膝时立即记录时间。重复该操作三次,计算出反射时的平均值。再将刚刚进行实验的最长脚趾的皮肤环切,即去除该脚趾上的一圈皮肤,去皮肤后再于该部位重复上述步骤并记录反射时。接着再重复测定有皮肤部位的反射时并记录求平均值,然后就可以进行反射弧的分析实验。将含 $1\%\,H_2SO_4$ 溶液的滤纸贴在蟾蜍的背部,观察记录下蟾蜍出现搔扒反应的时间,用清水擦拭清洗该部位。重复该操作三次,计算出反射时的平均值。再用蘸有普鲁卡因的棉花包住挑寻出的坐骨神经,用 $0.5\%H_2SO_4$ 溶液测有皮肤部位脚趾的反射时,一次计时直至反射消失;同样再用 $1\%H_2SO_4$ 溶液进行搔扒实验,直至反射消失。最后将蟾蜍取下,进行毁髓,再吊挂并测其非实验后肢一侧最长脚趾的反射时。在这最后的操作中,普鲁卡因是蛙类的麻醉剂,而使棉花沾上普鲁卡因最好的办法是用注射器向棉花团进行注射,可保证试剂既均匀又以最节省的方式沾在棉花上。但需注意,最后测非实验后肢的反射时而不是实验后肢,是因为此时实验后肢已被麻醉,再用其进行测量得到的实验数据并不准确。

在本实验中,需记录 7 组数据,同时还需计算出 3 个平均数值(表1)。对于实验测得的这一系列数据,有些学生可能会感到无从下手,对此老师应给予积极地指导,提出建设性问题,将学生引向探究数据意义的道路,使其积极讨论并发现问题。此处,可要求学生最好设计出表格,对照着表格再来分析数据,就会更加清晰,找出其意义,才能成功得出实验结论。通过对反射时与反射弧的分析实验中的各个实验数据的分析、整理,可知坐骨神经确实控制着后肢的运动,且皮肤是主要的感受器部位。学生还可进一步猜想,如由搔扒反射和屈反射的时间对比课猜想反射弧的长短影响反射时并可进一步实验再论证。

表 1　反射时与反射弧综合实验(t/sec.)

Table 1 Comprehensive experiment on reflex time and reflex arc

	数据 1	数据 2	数据 3	数据 4
屈膝反射时	2.00	3.00	2.20	2.40
去皮肤后无皮处屈膝反射时	—			
去皮肤后有皮处屈膝反射时	2.11	2.33	3.00	2.48
搔扒反射时	0.43	0.61	1.29	0.78
麻醉后屈膝反射时	10min			
麻醉后搔扒反射时	16mim			
毁脑后屈膝反射时	—			

3.心搏过程的观察与描记

该实验以期外收缩与代偿间歇为主。结合相关的理论原理并综合有关两栖动物心脏的解剖技能,是本实验的关键。

取双毁髓蟾蜍,运用解剖技能挑出心包膜,暴露出心脏。注意:这里操作要细微,手法要轻柔不能图快而一步到位,图快反而容易破坏心脏。暴露出心脏后观察各解剖结构,找出心房、心室和静脉窦等主要结构,再观察心脏的跳动。然后用蛙心夹夹住心尖部位与传感器相连,记录一分钟内的心跳次数,并描记正常的心搏曲线。接着放下蟾蜍,做斯氏第一结扎,进行观察描记;再做斯氏第二结扎,然后进行观察描记。由于器官较小,结扎时一定要谨慎,可结合玻璃分针或解剖针进行操作,动作要轻。期外收缩是在正常的心搏曲线的波峰上出现数个小波峰,而代偿间歇恰恰相反,是正常的心搏曲线的波谷出现数个小波峰。对照实验取得的一系列数据及图像(图 2),要求学生自己回顾课堂知识找出期外收缩和代偿间歇,并分析数据代表的意义;若能与其他小组比较发现数据的错误并进而得到导致出现错误的原因,则也是进步。

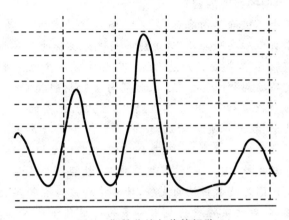

图 2　期外收缩与代偿间歇

Figure 2 Extrasystole and compensatory pause

心搏过程的观察与描记实验记录(表 2)的心搏实验数据可以说明,正常生理条件下发现静脉窦、心房、心室三者节律性一致,跳动次数相等;斯氏第一结扎后,静脉窦按原来的节律收缩,而心房、心室收缩次数明显减少;斯氏第二结扎后,静脉窦仍然保持原来的节律跳动,而心房收缩慢于静脉窦,心室的收缩节律明显慢于前两者,可以说明心室收到收缩信号要晚于心房,心室此时在以自己的节律进行收缩,明显慢于心房。根据此实验可以总结出心脏节律性的传导规律:静脉窦至心房最后到心室。当然,并不是所有学生都能得到这样的数据及结论,因此,这就要给学生更多的思考及实验空间,进行深入的实验探索,同时巩固理论知识的学习。

表 2　心搏记录表

Table 2 Report of heart beating

实验项目	频率/次 min^{-1}		
	静脉窦	心房	心室
对照	50	50	50
斯氏第一结扎	47	26	26
斯氏第二结扎	42	16	10

三、实验周的实验内容

在这三个以蟾蜍为对象的实验里,首先要求学生克服畏惧心理,敢于伸出手去触碰实验动物,这是能顺利进行实验的第一步;畏惧、躲避只会使实验课堂失去其应有作用,甚至会妨碍其他学生的正常实验。对此,"实验周"计划使学生长时间与实验材料接触,潜移默化中即可消除这一畏惧心理,培养实验精神。其次,完整的实验时间能使学生沉浸其中,摸索探究实验的奥妙,逐渐夯实实验基础。对于实验中原本教师提醒的注意事项,有条件安排学生自主探究,培养积极活跃的实验探究思维。在进行计算机操作时,教师也应尽量利用时间教学生去尝试。因为随着科技的发展,计算机科技与生物实验的关系将越来越紧密,今后的实验中将越来越多的应用到该技术,熟练使用有关软件技术也必将成为学生生物实验技能的一部分。

对于一个实验,主体部分固然重要,但是要想保证实验正常有序进行,实验的准备工作也尤为重要。配制实验试剂就是一个重要且较有技术含量的工作。在这一组实验中,需用到任氏液及普鲁卡因等试剂,它们是如何配制的、在配制时又应注意哪些问题,也是实验课中应该涉及的内容(参见附录)。其次,对于所使用的实验器材也应加以介绍,如要准备哪些机械,它们的名称及作用是什么。许多学生多次使用解剖机械,但对于这些器械的基本信息却一无所知。会使用实验器材,同时明白其名称及基本原理,也是实验课的基本要求。一个实验的结束,并不是看到实验结果或数据就可以了,而要对实验环境进行清理,清理工作结束后才能算作实验的真正结束。以往实验课中由于时间的限制,学生总是在实验结果出来后就准备匆匆离去,留下一片狼藉的实验室,这也是实验素养的问题。在"实验周"计划中,时间更加充沛,教师应合理安排实验教学,注重实验的收尾清理工作,同时提高学生的实验素养。在一节实验课结束前,教师也应提醒学生下一次的实验内容,安排学生提前预习实验。在下一节实验课时,学生对于实验内容应基本做到心中有数、操作不慌,不要一边开始操作还一边去翻看书本上的操作步骤,甚至不小心弄翻实验用具。将操作步骤转化为自己心里的知识,并力图自己探索出更加简便易行的步骤,这才是实验教学的升华[5]。

从这三个用蟾蜍为对象的实验来评估"实验周"计划(表3),我们能发现,将实验课程整合到一起的计划确实颇有成效。

表3 三个实验综合前后比较

Table 3 The contrast on the division and combination of three comprehensive experiments

	"实验周"计划前	"实验周"计划后
实验时间	10 h	12 h
使用材料	3×3	3×1
实验成绩	85	95

首先,充足的时间保证了实验课程内容的充实性,能教学更多更精华的实验操作;更多的时间也有利于学生不断练习技能,补缺补差或者精益求精。在此前的实验课程中,一个实验操作学生往往只进行一次,若第一次未做成功并没有时间进行纠正,无法进一步提高学生的技能水平;现在可以带领学生反复练习,整体提高学生的实验操作技能。将实验课程整体移至理论课程之后,在理论的基础上进行实验,也避免了以往实验走在理论前,或实验课等理论课的尴尬情况。在前一阶段以理论课程充实学生的教学周,在后一阶段以实验课程充实学生的教学周,也避免了以往实验课陆续穿插于整个学期,时有时无导致学生无法合理安排学习时间。在学期末进行实验课程仍有其他益处。此时临近期末考试,学生正在加紧复习理论知识以备考核,这时他们对知识的掌握是比较深入、熟练的,在这一基础上进行实验,学生能更好地做到学以致用,从而在这一阶段对理论和实验知识掌握地更加牢固,有利于提高教学效果。

其次,连贯的实验进程也提高了实验材料利用率。对于这三个实验来说,可以综合为先进行反射实验,接着将实验后的蟾蜍再利用到心搏实验中,最后进行坐骨神经—腓肠肌标本的制备实验并测各种收缩的波谱图;富余的实验材料也可重复用于这些实验,即进行再次操作的纠正实验以加强熟练度。这样既节约了材料,也进行了多次操作,还可提高实验技能水平,这是"实验周"计划最大的亮点。如将反射分析实验后,继而取该蟾蜍进行心脏解剖,利用于心搏实验;之后再将前面未解剖后肢作为收缩实验的材料。在这一过程中,可反复利用材料,必要时也可让学生用于加强巩固解剖技能,既提高了材料的利用率,也提升了学生的实验技能。"实验周"计划使实验室真正成为学生学习的常驻地,融入本科生的生活,提高了教学质量也提高了学生的整体素养,为学生扎实掌握知识甚至是追求更深层次的学习提供了条件。但是对于该计划也有一点小小的瑕疵,就是在临近夏季之时,蟾蜍数量锐减,实验动物不易获取,因此建议必要时用牛蛙代替蟾蜍进行实验,虽然实验结果会与预计有一些的偏差,但并不会影响实验的整体进度。另外,由于实验时间紧凑,学生需要投入大量时间进行实验,因此将导致对学生作息时间的影响。因此,还应加强人文关怀,明确学生分工,保证实验质量及学生的身体健康。

四、总结与展望

结合清华大学[6]、广州大学[7]、天津医科大学[8]、鲁东大学[9]在实验教学改革上的经验,在"实验周"计划中,我院利用现有的资源力图进行创新,使学生得到更好的学习成果及实验机会。在这一计划中,首次提出实验在临近学期末时统一进行,这样避免了以往教学过程中实验等教学、实验被教学进度打乱的尴尬情况,同时先学再用、学以致用,也提高了实验及理论课程的效果,使学生在实验中探究、巩固理论,将知识真正融入自己的心中。其次,考虑到以往实验材料的利用率及实验时间的有限,划出一段整体的时间进行实验,且实验教学循序渐进、环环相扣,前一实验紧接后一实验,并为其做好充分的材料及理论知识基础,使实验教学更加有序紧凑,形成一气呵成的流畅教学过程,同时更是在提高实验材料利用率的基础上增加了实验机会,保证学生参与其中而非看客,能够深入地体会生理学实验过程的美好。当然,在这一计划中也有难以避免的缺陷之处,如时间安排并不灵活,因此在固定的时间内就可能难以找到十分适宜的实验材料进行操作,将可能影响实验的结果。应考虑这一因素并加以改正,完善这一计划。

对于"实验周"计划中涉及的三个以蟾蜍为对象的实验,笔者仅从自身实验学习的角度进行了探究和阐述。实际上这一计划优点众多、涉及领域也很广泛,这里单从一个方面论述不免有所遗漏,但若能突出体现本人的论述特点,阐述出一些新的观点,也不枉笔者一番劳苦。

参考文献:

[1]王玢,左明雪.人体及动物生理学[M].北京:高等教育出版社,2009.

[2]解景田,刘燕强,崔庚寅.生理学实验[M].北京:高等教育出版社,2009.

[3]韩梅红.动物生理学实验教学改革初探[J].长江大学学报,2011,8(9):267
 -269.

[4]Robin Wall Kimmerer. Weaving Traditional Ecological Knowledge into Biologi-

cal Education：A Call to Action[J]. BioScience，2002，52：432－438.

[5]王国强，傅承新.研究型大学创新实验教学体系的构建[J].高等工程教育研究，
2006(1)：125－128.

[6]屠萍官，吴庆余.生命科学实验教学体系构建与创新人才培养[J].实验技术与
管理，2002，19(2)：4－7.

[7]胡敏，潘慧文，江学斌.运动生理学实验课教学内容更新的探讨[C].北京：中国
生理学会第十届全国生理学教学研讨会论文摘要汇编，2012.

[8]朱燕君，生理学实验教学模式转型的初步设想[C].北京：中国生理学会第八届
全国青年生理学工作者学术会议论文摘要，2009.

[9]王丽娟，刘林德.探索开放式生物实验教学，培养合格师范生[J].中国现代教育
装备.2007(3)：11－12.

实验 9 人的视觉功能、心肺功能和血液功能检测

一、实验目的

1.学习用视力表、视野计等设备检测学生的视力、视野和盲点。

2.学习用肺功能测试仪测肺活量,用心电图机检测心电功能。

3.学习用血细胞成分分析仪检测学生血液的血细胞和血红蛋白含量,学习检测 ABO 血型。

4.学习用听诊器进行心音听诊,用血压计和听诊器测定动脉血压。

二、实验原理

1.视力又称视敏度,是指眼分辨物体细微结构的能力,目前多以在一定距离能分辨空间两点的最小距离为衡量标准。视野是单眼固定注视正前方时所能看到的空间范围。盲点是视神经离开视网膜的地方,此处无感光细胞,故光线不能在此成像,称为生理性盲点。

2.肺活量是在最大吸气后,用力所能呼出的气体量。肺活量=潮气量+补吸气量+补呼气量。

心电图是记录心脏的电变化。心脏在收缩之前,首先发生电位变化。心电变化由心脏的起搏点——窦房结开始,经传导系统至心室,最后到达心肌,引起肌肉的收缩。心脏兴奋活动的综合性电位变化可通过体液传播到人体的表面,经体表电极引导并放大而成的波形为心电图。包括 P 波、QRS 波、T 波(P 波:心房去极化波;QRS 波群:心室去极化波;T 波:心室复极化波;P-R 间期:兴奋由心房至心之间的传导时间)。

3.血型通常是指红细胞的血型,是根据存在于红细胞膜外表面的特异性抗原(镶嵌于红细胞膜上的特异性糖蛋白)来确定的,这种抗原(称凝集原)是由遗传基因决定的。血清中的抗体可与红细胞膜上不同的相应抗原结合,产生凝集反应,最后发生红细胞凝集。

ABO 血型:用标准 A 型血清(含足量的抗 B 凝集素)、标准 B 型血清(含足量的抗 A 凝集素)、标准 O 型血清(含足量抗 A、抗 B 凝集素)进行鉴定。

正常成年人血红蛋白含量为 12~15g/100ml,女性为 11~14g/100ml。

血液是由血浆及悬浮于其中的血细胞所构成,血细胞主要包括红细胞、白细胞和血小板。

4.血压是指血管内的血液对血管壁的侧压力。可以根据血管音的变化来测量动脉血压。心音是由心脏瓣膜关闭和心肌收缩引起的振动所产生的声音。用听诊器在胸壁前听诊,在每一心动周期可以听到两个心音(第一心音和第二心音)。

三、实验材料

视力表(2.5m)、遮眼板、指示棒、视野计、视野记录纸、各种颜色的视标(示标)、FGC - A$^+$肺功能测试仪、呼吸传感器、记录纸、心电图机、心电图纸、诊断床、一次性采血针、一次性定量毛细取血管(20μl)、乳胶吸头、试管架、塑料试管、血细胞分析仪(稀释液、溶血剂、探头清洗液、热敏记录纸)、标准血清抗 A、标准血清抗 B、双凹载玻片、消毒牙签、75%酒精棉球、水银血压计、听诊器。

四、实验步骤

(一)学生视觉功能检测

1.视力测定:实验室视力表为 2.5m 远处测视力用表,打开视力表电源,被测者离视力表 2.5m 远,被测眼睛与视力表上 1.0 处同高。用遮眼板遮挡另一只眼睛,两人互相配合,测试者在视野记录纸上填写被测者裸眼或矫正视力(可选 5 分记录法或小数记录法)。

2.视野测定:最少测三种颜色,即白、红、绿视标,找临界点(从看得见视标到看不见视标,反之亦然),每个视标测 8 个点,每 45°测一个点。

3.盲点测定:单色示标,八点测量,计算盲点的直径、盲点离中央凹的距离。

(二)心、肺功能检测

心电图检测:

1.被测者安静平卧,摘下眼镜、手机等微型电器,全身肌肉放松。

2.按要求将心电图机面板上各控制按钮置于适当位置。在心电图机妥善接地后接通电源。

3.安放电极。将准备安放电极的部位先用酒精棉球脱脂,以减小皮肤电阻,且电极夹应放在肌肉较少的部位。

4.连接导联线(12 个导联),按所用心电图机的规定,正确连接导联线。

5.调节基线调节装置,使基线位于适当位置。

6.输入标准电压。

7.记录心电图。按 start 走一段,按 stop;按 selector(→)和Ⅰ,按 check,按 start 开始记录导联Ⅰ,一般记录 4~5 个波即可,按 stop;按 selector(→)和Ⅱ,按 check,按 start 开始记录,同上,直到 V6 记录完毕;按 selector(→),按 start 走一段,按 stop。

8.记录完毕后取下记录纸,写下受试者姓名、年龄、性别及记录实验时间。

肺活量检测：

FGC－A$^+$肺功能测试仪由电源线、主机、显示屏和键盘组成。主机内有系列物理晶体管组成，显示屏可以显示 ID、test、display、print 和呼吸曲线等，键盘上有各种功能键和数字键。

1.打开电源，通电预热 30min。

2.音乐停止后，按 Enter 进入主菜单(Menu)(均在显示屏上可见)。

3.按 ID 输入被测者信息：Code:4 位数(一般用学号后 4 位)；Age:2 位数；Sex:1/Man，2/Fem(1,2 为主机界面上数字键，下同)；Height:3 位数(单位:cm)；Weight:3 位数(单位:kg；不足 100kg 者，前加 0 补足 3 位数，否则自动在两个数字中间加"0"，出现偏差。)；Date:8 位数(如:20140725，可不填写)。

按 Enter 键依次选择，按〔·〕修改本行内容。

4.按 test→FVC(1)→start(0)→使用呼吸传感器测肺活量(显示屏上出现单峰)→Pass(4)。

按 test→FVC(1)→start(0)→使用呼吸传感器测肺活量(显示屏上出现双峰)→re(5)(重新测量)→start(0)→使用呼吸传感器测肺活量(直到显示屏上出现单峰为止)→Pass(4)。

5.按 display，按〔·〕可翻页，按 enter 键。

6.按 print，选 1 FVC，获得打印结果。

7.在实验报告本上粘贴、分析打印结果。

8.参数。FVC:用力肺活量；FVCPRED:用力肺活量预计值；FEV 1.0:1s 用力肺活量；FEV 1%:1 秒率。

Judgement:Normal、Restrictive、Obstructive、 Mixed，等级划分 F$^+$/F^{++}/F^{+++}。

(三)学生血液功能检测

准备一双凹板、酒精棉球、采血针、采血管、塑料试管、两个牙签→

(1)塑料试管内加稀释液→采血 20μl 放入塑料试管；轻轻摇匀后静置→上血细胞分析仪检测(先)。

(2)将双凹板上加上抗 A、抗 B 血清加采血分别放入抗 A 标准血清、抗 B 标准血清中→观察(后)。

(四)心音听诊和动脉血压测定

1.人体心音听诊，学习听诊器听诊的部位及心音特点。

2.人体动脉血压的测定，学习正确使用水银血压计，以及正确读取收缩压和舒张压。

五、思考题

1.假设检测某个学生的视觉功能、心肺功能和血液功能，如何合理安排测试顺序?

2.该综合实验时间长,视觉功能测试时眼睛容易疲劳,如何合理调节作息时间?

3.通过了解个人的体检指标,对提高健康意识是否有帮助?

六、实验参考论文

《人体及动物生理学》省级精品资源共享课程综合实验建设
——以人为实验对象

雷　磊,刘再群
安徽师范大学生命科学学院

摘　要:本文旨在根据人体及动物生理学实验中有关人体部分的实验进行优化整合,来作为综合实验教学新模式。在安徽师范大学生命科学学院"实验周"计划的背景下,将《人体及动物生理学》实验课程中,以人为实验对象的四个主要实验综合进行讨论,进一步探讨"实验周"计划的各种有利之处。将有关人体的四个实验进行综合,建设成精品课程,形成比较符合课程性质的考核方法,有利于调动学生的实验积极性,提高学生的综合实验技能。同时,"实验周"计划为本科学生创建了一个更加浓厚的学习、实验氛围,有利于提高学生的素养,与研究生学习接轨;该计划还能以最高效率利用实验材料,以较少的材料连续利用使学生得到更多的练习机会。

关键词:人体及动物生理学;综合实验;建设;"实验周"计划

传统的《人体及动物生理学》实验教学同其他实验课一样,在理论教学授课的基础上,侧重已有知识的单向传递,学生被动接受。实验内容多侧重演示现象,验证课堂理论,具体实验模式为:学生按照实验指导规定的步骤完成实验操作,最后得到与教学参考书中几乎一致的所谓"标准"的结果。这种实验的开设只能使学生被动地接受有关知识,极大地束缚了学生的思维,限制了学生的视野,不利于学生独立思考分析问题能力和创新意识的培养[1]。

《人体及动物生理学》是生科院一门实践性很强的必修课,也是我院2012年申请成功的省级精品资源共享课程。从2014年起,安徽师范大学生命科学学院进行必修课实验课程改革,将必修实验课程整体移至必修理论课教学结束后的数周内开设综合实验,实行"实验周"计划。探究用人作为实验材料在"实验周"综合开设生理学实验课,对合理使用生理学仪器设备和促进学生动手设计实验能力都有重要的作用。

一、综合实验设计思路

1.传统实验教学模式

人体及动物生理学实验中涉及人体的内容主要有四个实验,分别是常用生理实验仪器的使用、视力视野盲点的测定、人体心电图的描记,以及人体血细胞计数。所使用的材料都为平常上课所需的仪器和试剂。传统的实验教学都是分别在每一节理论大课上完后再进行相关实验教学,即每周做一个实验。

(1)常用生理实验仪器的使用(实验①)。在学会掌握一些基本的生理学实验常用仪器设备的使用方法基础上,学习测定人体肺活量以及血压。目前,临床仍以水银柱血压计为主测量人体动脉血压[2]。肺活量因人而异,利用肺量计,通过呼吸传感器记录下来,实验时主要利用FGC－A$^+$型全自动肺功能测试仪,其采用先进的微电脑处理系统,通过呼吸流量传感器,测量出人体的呼气功能和吸气功能,再经过分析、处理,由液晶显示器显示和图形打印机打印出结果。可以同时检测出人体的用力肺活量、肺活量、最大通气量、气道阻力、小气道测试、正常值的判定、肺功能障碍分型等方面的一整套数据及其曲线。

(2)视力视野盲点的测定(实验②)。学会一些基本的视力视野盲点的测定方法,了解人类眼的大致结构。视野大小受视觉器官结构、功能状况和刺激性质、刺激强度的影响,也受视觉器官(眼)周围骨的形状的影响,每个人每只眼的视野各有差异。通过视野计对各个经纬度上的视野进行测定可了解本人视野范围的大小。视力是指视网膜分辨影像的能力。被测者站在距标准视力灯箱2.5m处,用遮眼板遮住一眼;测试者从上至下分别对被测者进行测试,直至被测者所能辨认清楚的最小的图形为止[3]。盲点测定,视网膜在视神经离开视网膜的部位(即视神经乳头所在的部位)没有视觉感受细胞,外来光线成像于此不能引起视觉,故称该部位为生理学盲点。由于生理性盲点的存在,所以视野中也存在生理性盲点的投射区。此区为虚性绝对性暗点,在客观检查时是完全看不见视标的部位。根据物体成像规律,通过测定生理性盲区投射区域的位置和范围,可以根据相似三角形各对应边成正比的定理,计算出生理盲点所在的位置和范围。

(3)人体心电图的描记(实验③)。学习人体心电图的描记和测量方法,了解正常人体心电图三个波形及两个间期生理意义,协助判断心跳频率、节律及心脏兴奋起源、传导和恢复过程中有无异常现象。人体是个容积导体,心脏兴奋时产生的生物电变化,通过心脏周围容积导体传导到体表。如在体表按一定的引导方法,可将心脏电位变化记录下来,即心电图。心电图反映了心脏兴奋的产生、传播及恢复过程中的规律性的生物电位变化。由于引导电极位置和导联方式不同,心电图的波形可有所不同,但一般都有 P、QRS 和 T 三个波及 P—R、Q—T 两个间期。P 波代表心房去极化过程;QRS 波群反映了心室去极化过程;T 波则表示心室复极化过程。通过描记,安放后得到心电图,对其进行分析,包括辨认、测量各波段和时间,测定心率(心率=60/[R—R 间期(s)]=次/min)。注意描记心电图时,受试者应尽量放松,冬季气温低时应注意保暖,避免寒冷产生肌电干扰。电极要紧贴皮肤,防止记录过程中电极脱落,被试者不得携带手机等金属物品。记录心电图时,先将基线调至中央。基线不稳或有干扰时,应排除后再进行描记。在变换导联时,须先将输入开关关上,再操作导联选择开关。测量波幅幅值时,注意向上波应测量基线上缘至波峰顶点距离,向下波为基线下缘至谷底距离,记录完毕,擦干净电极,把心电图面板各控制旋钮转回原处,最后切断电源[4]。

(4)人体血细胞计数及血型测定(实验④)。掌握红细胞人工计数的方法和原理,学习测定红细胞渗透脆性的方法,理解细胞外液渗透压对维持细胞正常形态与功能的重要性,了解血红蛋白、血型的测定方法。将一定量的血液经一定倍数的等渗盐水稀释后,置于血细胞计数板的计数室内,计数一定容积溶液内的红细胞或白细胞,然后再推算出 1mm³ 或 1L 血液内的各种细胞数。血型通常是指红细胞的血型,是根据存在于红细胞膜外表面的特异性抗原(镶嵌于红细胞膜上的特异性糖蛋白)来确定的,这种抗原或称凝集原是由遗传基因决定的[5]。血清中的抗体或称凝集素,可与红细胞膜上不同的相应抗原结合,产生凝集反应,最后发生红细胞溶解。在血型系统中最重要的是ABO 血型系统,其次为 Rh 血型系统。实验时双凹板上加上抗 A、抗B 血清采血分别放入抗 A、抗 B 板中,观察凝集现象。同时,也可对血细胞做研究,血细胞分析报告单打印出来,查看 WBC(白细胞计数)、RBC(红细胞计数)、PLT(血小板计数)、HGB4(血红蛋测定)大指标是否正常,若正常则血液健康。

2.综合实验教学模式

传统的实验是分开单独进行的,而本论文的重点是将该 4 个实验进行综合,主要设计如下。

(1)优化设计:分别进行上述 4 个实验,因为都是分开进行实验,故各用时 3~4 节课。而经过优化后的实验,实验①可不必单独作为一个实验,可作为后 3 个实验中间穿插,便于学生学习理解。所有试验可以一天完成,具体实验顺序为实验②、实验③、实验④或其他组合,这样下来共可用时六节课,节约了大量时间。同时,实验内容与内容之间也不会因为相隔时间太久而有些遗忘。

(2)人力安排:学生分组进行实验,每组有两名同学,互相帮助,合作完成4个实验,同时再考虑到具体实验顺序时,可与别组互补,如A组先做实验②,B组先做实验③,这样可解决实验器材不够使用问题,可充分利用资源,相比传统实验模式下的分工不明确,新模式极大地提高了实验效率。

(3)实验环节的合理安排:要做好实验过程三部曲。首先,实验前的预习启示。实验前的准备成功与否直接决定本堂实验的教学效果。实验前的预习包括学生的预习本堂实验的目的、原理及方法,还包括教师的讲解。学生预习了实验,初步了解了方法步骤,就会提升学习的兴趣,能够很好地发挥学生的思维活力,提高教学质量。教师的讲解包括教师预做实验,并且要发现在实验过程中会出现的问题,及时掌握解决问题的方法,同时还应敏锐地预测学生在做实验时可能出现问题的地方,可能忽视的步骤,在讲解时加以强调。教师也要注重讲解的策略,方法是否得当也会直接提升或降低学生的学习兴趣,教学质量也会受到影响。讲解要循序渐进,一步一个脚印,可多使用提问的方式,引发学生的思考,将注意力留在课堂。其次,实验时的指导协助。实验时的工作主要有承前启后的作用,一者了解学生预习实验效果如何,实验前的准备如何,二者协助学生完成实验,为三部曲中第三部做铺垫。协助时更要讲究策略,不能一帮到底,要以学生为主体,教师为辅助,不可干预学生实验,出现问题也不应明确指出,旁敲侧击地让学生发现问题,并尝试让学生自己解决,实在遇到困难则教师进行协助。这样既巩固所学知识,又能培养发现问题及解决问题能力,学习效果会大幅提升。最后,实验后的总结反思。实验后的总结反思是学生做完实验后的重要步骤,在这里学生的理论知识和实践知识融会贯通,总结实验可以将本堂课的主要知识呈现在学生面前加深印象,反思实验又可以把实验过程中出现的问题逐条列举,学生对实验更加清楚,认识上再上一个台阶。同时,在反思中发现问题及解决问题能力也会得到提升,学会了总结反思,就学会了思考,就学会了培养自己的思维能力。因此,上好实验课三部曲必不可少。

(4)比较分析:传统实验和改进实验之间要进行评估,分别随机选择2组未事先学习过该实验学生,编号A、B,每组4人,进行上述2种教学模式下的实验教学;A组传统实验每周只进行1个实验,B组在1天内按照上述方法完成4个实验;待实验全部结束后另选时间测验,根据考试成绩及平常实验表现评估两种教学模式。

二、结果

1.优化分组反映综合实验情况（表1）

表 1　实验顺序分组情况

Table1　Sequential group of the experiment

组别顺序	耗时（min）	效果
②③④	313	较好
②④③	317	有少许影响
③②④	285	较好
③④②	291	较好
④②③	305	有少许影响
④③②	322	有少许影响

　　分析：从表1看实验顺序问题会直接影响到教学效果，而本实验的评估方式主要为时间上的节省以及课后的作业答问方式，通过指导教师的作业考核成绩反映出教学效果，来作为实验选取组别的主要方式，最后得出采用顺序②③④较好。其符合学生的认知过程，与理论课的讲解顺序一致，学生在做实验时会自然联想到书本的知识并将其用于实验中去，而如果先做实验④即人体血细胞计数及血型测定，采血过程产生的影响会直接导致心电图测量的不准确，实验结果会受到影响。故采用②③④较为妥当，但在器材资源不够所有组别使用情况上，部分实验组采用③②④或③④②也是可以的。

2.考试成绩反映综合实验情况

　　从最后的考试成绩以及平常表现打分情况来看B组的成绩要略优于A组（见图1）。

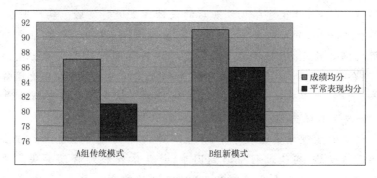

图 1　成绩调查表

Figure 1 The survey of score results

究其原因主要有以下几点。

(1)时间安排：传统模式下的实验教学，实验与实验之间分隔时间太长，虽然在做实验时可能记住了但不及时复习会遗忘，新型模式下的教学在一天内集中将实验做完，知识的记忆情况较好。

(2)学习参与：传统模式下实验时间充裕，任务量少，学生极易产生懈怠的情绪，实验总是推脱与推脱，没有明确的分工，而新模式时间紧，任务量多，小组分工明确，平常表现也就自然优于传统模式。

(3)实验理解：在对实验的理解上2个组也呈现完全不同情况，传统模式单纯的接受学习，不加思考，对实验的理解较少，而新模式在老师的带领下充分地进行实验前的预习，实验时的动手，实验后的反思等步骤，对实验的理解也就比较多，成绩自然比传统模式即传统组要好。

综合以上，实验教学的改革势在必行。

三、讨论

针对目前人体及动物生理学实验教学存在的问题，根据培养具有实践能力和创新人才的要求进行改革，充实和完善实验教学大纲，独立设置实验课程。按照从简单到复杂循序渐进的原则编排实验教学内容，改革实验考核手段，实践证明，这种改革收到良好的教学效果[6]。目前开展的实验教学就是为了让学生的动手能力和创新意识得到提高，进而让学生形成科学的世界观。本次实验综合优势总结如下：

1.开设综合设计型实验，加强技能训练

实验难度较大的实验，实验方法与观察项目具有一定的综合性[7]。为此，不仅要求学生要在课前认真预习实验指导教材，而且要进行实验设计，并写出预习报告。实验课上经提问检查和论证实验设计的可行性后，学生才根据修正后的设计方案进行实验。实验时2~3名学生为一组，分工协作，教师仅作指导性提示，以培养学生独立分析及解决问题的能力，实验结束后还需对该实验进行总结反思。实践证明，综合性的设计型实验，可使学生主动地积极参与实验，并使操作技能和分析能力得到很大的提高，同时也培养了学生探索创新的精神。

2.改革教学方法

过去的生理学实验教学中，学生都是按照实验指导书上的方法与步骤进行实验，实验过程中遇到困难，总是依赖教师帮助解决。为了培养学生的实验技能及思维能力，对实验教学方法要改革，努力让学生自己发现问题并解决问题，培养思维能力。

3.实验预习与实验过程与实验后的反思并重

鼓励学生参考实验教材中给出的方法，并研究和改进实验方法，培养学生的独立思考能力及探索创新精神。实验教学与理论教学相结合,注重对学生进行实验设计基本思路的训练以及实验后对实验的反思总结,以培养学生的科学研究能力,并使实验教学与理论课程相结合。

4.引进现代化信息技术

优化实验教学环境和注重实验报告的书写。现代信息技术的发展为生理学实验教学的改革提供了机遇。在现代生理学实验教学中,引进多媒体教学和计算机信号采集系统,计算机参与实验记录、演示和模拟实验。逐步取代了放大器、示波器、记纹鼓等传统仪器。在操作的准确性、稳定性、简便性以及可靠性等方面上均有了很大提高[8]。为实验教学的进一步发展奠定了基础。

5.改革考核形式

人体及动物生理学是生物科学专业重要的专业课,是一门实验学科。实验教学考核不仅可以检查学生对知识、原理和实验技能的掌握情况,而且能锻炼生理手术、器械仪器使用等生理实验方面的操作能力,还能增强分析、解决问题的能力,发现学生学习中存在的不足,更重要的是检查教师的教学效果。通过考核反馈的信息,教师可以总结经验,调整教学方法,不断提高观察发现问题能力、分析解决问题能力和探究创新能力,改善实验教学效果,提高学生综合素质。实验教学考核是验证理论知识,培养学生的理解能力、观察能力和动手能力,以及对实验的科学态度和团结协作精神,提高基本素质的一条重要途径[9]。考核形式直接影响到教学效果。

本文对现行实验教学模式进行的一些研究得出了新模式的实施势在必行的结论,但在研究过程中也发现了一些问题:学校教学大纲规划的教学时间有限,理论课结束后,临近期末很难抽出时间进行实验,学生都忙于复习而对实验不加重视。此外,实验室教学条件有限,仪器设备有些年久失修,没法满足所有学生的需求,对实验的教学产生不小的影响。这些问题都需要加以重视并解决。

参考文献:

[1]徐大德,李方满.人体及动物生理学实验教学改革探索[J].六盘水师范高等专科学校学报,2008,20(6):53-55.

[2]张志国,杨力,胡中孝,刘会民.人体动脉血压测量正误操作对比实验教学方法探讨[J].卫生职业教育,2009,27(10):129-130.

[3]郑日忠,时翼川.规范的视力检测和统计方法[J].中华眼科杂志,2002,38(2):67-68.

[4]白翠珍,盖立平,杨光辉.人体心电图形成原理的模拟设计及研究[J].医疗卫

生装备，2007,28(10):21-23.

[5]郑磊,张鹏,王前,赖福才.ABO 血型实验室检测方法及进展[J].中国输血杂志,2006,19(1):80-82.

[6]许雪峰,吴义莲,欧永跃,诸立新.动物生理学实验教学改革与实践[J].滁州学院学报,2007,26(3):55-57.

[7]陈蓉,杨素娇.人体及动物生理学实验教学改革的尝试[J].实验室研究与探索,1998,17(5):114-115.

[8]张丽勇.人体生理学实验中现代化教学手段的应用[J].出国与就业(就业版),2010,18(19):110-111.

[9]瑞云,关伟.对人体生理学几个实验的探讨[J].赤峰学院学报(自然科学版),2007,23(2):50-51.

第三部分　研究实验

　　研究实验以本科生从大二开始进入导师实验室,在导师实验室参与科研工作 1 年以上,在导师的指导下从事科学研究的初步工作,达到能够发表中英文研究论文为培养目标。

实验 10　免疫组织化学法研究神经递质在动物中枢神经系统的定位与表达

一、实验目的

1.学习 HE 染色和免疫组织化学染色方法。

2.学习用软件分析和研究某种神经递质在动物中枢神经系统的定位与表达。

3.学习撰写论文的格式和规范。

二、实验原理

(一)免疫组织化学染色方法

免疫组织化学(IHC)又称免疫细胞化学(ICC)是指用免疫学原理,通过特异的抗原－抗体反应标记上可见的显示物系统来检查细胞及组织上原位抗原或抗体成分的方法。此方法可以识别定位各种细胞组织成分,如蛋白质、多肽、核酸、部分类脂、多糖、激素、病原体(寄生虫、细菌、病毒)、受体、神经介质、肿瘤的标记物(抗原或相关抗原)等,一般认为凡具有抗原性或半抗原性物质都可以用免疫细胞化学方法检查并显示出来。可以在光学显微镜、荧光显微镜或电子显微镜下观察其性质定位,还可以利用细胞分光光度计、图像分析仪、共聚焦显微镜等进行细胞原位定量测定。

免疫细胞化学技术可分为免疫荧光细胞化学技术、免疫酶细胞化学技术、免疫铁蛋白技术、免疫金－银细胞化学技术、亲和免疫细胞化学技术、免疫电子显微镜技术等。

(二)抗生物素－生物素－过氧化酶复合物技术

抗生物素－生物素－过氧化酶复合物技术(ABC 技术):基本原理是利用抗生素分别连接生物素标记的第二抗体和生物素标记的酶。与 LAB 法和 BRAB 法不同的是第一抗体不为标记物所标记,生物素标记的第二抗体与 ABC 复合物相连接。复合物是将过氧化酶结合在生物素上,再将生物素－过氧化酶连接物与过量的抗生物素蛋白反应而制备的,最后进行显色反应定位。

石蜡切片免疫组化染色步骤。

1.载玻片的处理:抗原修复过程中,由于高温、高压、辐射等诸多因素的影响,极易造成脱片。为保证试验的正常进行,可选用 ZLI - 9001 APES、ZLI - 9003 HistogripTM 或 ZLI - 9005 Poly－L－Lysine 等几种试剂,对已清洗的载玻片进行处理或购买已经做过清洁处理后的载玻片直接使用。处理的具体方法如下：

(1)APES：现用现配。将洗净的玻片放入以 1：50 比例丙酮稀释的 APES 中 20～30s，取出稍停片刻，再入纯丙酮溶液或蒸馏水中涮去未结合的 APES，通风橱中晾干即可。用此载玻片捞片时应注意组织要一步到位，并尽量减少气泡的存在，以免影响染色结果。

(2)HistogripTM：将洗净的玻片放入以 1：50 比例丙酮稀释的 Histogrip 液中 1～2min，然后用双蒸水快速清洗三次，室温干燥或 60℃烤箱烘烤 1h，装盒备用。

(3)Poly－L－Lysine：将洗净、干燥的载玻片放入以 1：10 比例去离子水稀释的多聚赖氨酸溶液中浸泡 5min，60℃烤箱烘烤 1h 或室温过夜干燥，装盒备用。

2. 常用酶消化：①胰蛋白酶。一般使用浓度为 0.05％～0.1％，消化时间为 37℃，10～40min，主要用于细胞内抗原的显示。②胃蛋白酶。一般使用浓度为 0.4％，消化时间为 37℃，30～180min，主要用于细胞间质抗原的显示，如 Laminin(层粘蛋白)，Collagen IV(IV 型胶原)等。

3. 抗原热修复：可根据实验室的具体条件，选用微波炉抗原修复、高压锅抗原修复或水浴高温抗原修复。抗原热修复可选用各种缓冲液，如 TBS、PBS、重金属盐溶液等，但实验证明，以 0.01M 枸橼酸盐缓冲液(pH6.0)效果最好。可选用 ZLI-9064 枸橼酸盐缓冲液(粉剂)配制，取该粉剂一包溶于 1 000ml 的蒸馏水中混匀，其 pH 值在 6.0±0.1，如因蒸馏水本身造成的 pH 值偏差，需进行调整。

(1)石蜡切片微波炉抗原修复操作方法：切片脱蜡至水后，3％ H_2O_2 处理 10min 蒸馏水洗 2min，3 次。将切片放入盛有枸橼酸盐缓冲液(工作液)的容器中，置微波炉内加热使容器内液体温度保持在 92～98℃并持续 10～15min(注意：无论是使用医用或家用微波炉，请根据具体机型酌情设置条件，务必满足以上步骤中对温度和时间的要求)。从容器中取出，室温冷却 10～20min(注意：不可将切片从缓冲液中取出冷却，以便使蛋白能够恢复原有的空间构型)。PBS 洗后可用于免疫组化染色。

(2)石蜡切片高压抗原修复操作方法：切片脱蜡至水。将 1 500～3 000ml 的枸酸盐缓冲液(工作液)注入不锈钢压力锅中加热至沸腾。切片置于金属架上，入锅内，使切片位于液面以下，盖锅压阀。当压力锅开始慢慢喷气时(约加热 5～10min 后)，计时 1～2min，然后将压力锅端离热源，冷水冲至室温后，取下气阀打开锅盖，取出切片，蒸馏水洗后，PBS 洗 2min，3 次，可用于免疫组化染色。

(3)石蜡切片电炉煮沸抗原修复操作方法：切片脱蜡至水后，放入盛有枸橼酸缓冲液(工作液)的容器中,并将此容器置于盛有一定数量自来水的大器皿中电炉上加热煮沸,从小容器的温度到达 92～98℃起开始计时 15～20min,然后端离电炉,室温冷却 20～30min,蒸馏水冲洗,PBS 洗,可用于免疫组化染色。

4. 免疫组化染色步骤:①石蜡切片脱蜡至水。②3％H₂O₂室温孵育 5～10min,以消除内源性过氧化物酶的活性。③蒸馏水冲洗,PBS 浸泡 5min,(如需采用抗原修复,可在此步后进行)。④5％～10％正常山羊血清(PBS 稀释)封闭,室温孵育 10min。倾去血清,勿洗,滴加适当比例稀释的一抗或一抗工作液,37℃孵育 1～2h 或 4℃过夜。⑤PBS 冲洗,5min,3 次。⑥滴加适当比例稀释的生物素标记二抗(1％BSA－PBS 稀释),37℃孵育 10～30min;或滴加第二代生物素标记二抗工作液,37℃或室温孵育 10～30min。⑦PBS 冲洗,5min,3次。⑧滴加适当比例稀释的辣根酶标记链霉卵白素(PBS 稀释),37℃孵育 10～30min;或第二代辣根酶标记链霉卵白素工作液,37℃或室温孵育 10～30min。⑨PBS 冲洗,5min,3 次。⑩显色剂显色(DAB 或 AEC)。⑪自来水充分冲洗,复染,复水,透明,封片。

三、实验步骤

(一)小鼠脊髓或小脑的 HE/NISSL 染色

1.小鼠水合氯醛麻醉,生理盐水和 4％多聚甲醛(预固定)心脏灌流(参考示范视频),解剖取材,4％多聚甲醛或 Bouin's 液固定。

示范视频请扫二维码

2.酒精梯度脱水,二甲苯透明,石蜡包埋。

3.切片机切片 7μm 左右厚,50℃水浴展片,防脱片捞片,37℃烘干备用。

4.苏木精－伊红染片流程(具体参考 HE 染色方法)。

(二)小鼠脊髓或小脑的免疫组织化学染色

1.免疫组织化学染色方法流程染片(参考实验原理),一抗用 GFAP/S100、多巴胺、神经生长因子、谷氨酸、GABA 等(是否要抗原修复,参考一抗的使用说明)(参考示范视频);

示范视频请扫二维码

2.用光学显微镜显微拍照脊髓或小脑的免疫阳性部位;

3.使用 Image-Pro Plus(IPP)软件分析、测量照片相关参数,如光密度值、细胞大小、细胞密度等。

4.制作图版。

(三)撰写论文

撰写某种神经递质在小鼠脊髓或小脑内的定位与表达的论文:

1.查阅国内外与小鼠脊髓或小脑免疫组化研究相关的文献,写论文引言或绪论部分;

2.根据制作的照片图版和获取的数据写论文结果部分;

3.依据与参考文献的求同存异,写论文的讨论部分。

4.附上参考文献和图版、数据表格。

四、思考题

1.研究实验需要有一个周密的计划安排,请在指导老师的安排下做好实验规划。提前查阅文献资料,了解 HE/NISSL 染色的原理和操作。

2.如何快速、高效查阅文献,参考文献撰写有哪两种格式?请通过网络查询或咨询指导教师。

3.实验前应该了解科研论文撰写流程与内容,结合本次实验尝试撰写论文。

五、实验参考论文

四种细胞因子在中华蟾蜍脑中的分布

杨乐乐,刘再群

(安徽师范大学生命科学学院,安徽省重要生物资源保护与利用重点实验室,

生物环境与生态安全安徽省重点实验室,

安徽芜湖 241000)

摘　要:采用免疫组织化学 SABC 法,研究白介素－1α(IL－1α),干扰素－γ(IFN－γ),神经生长因子－β(NGF－β)和肿瘤坏死因子－α(INF－α)在成体中华蟾蜍脑中的表达和分布特点。结果发现,白介素－1α 阳性细胞数量很多,分布于脑的各个区域。白介素－1α 多在细胞的胞体中,而原始海马锥体细胞,中脑的背前侧被盖核和腹后侧被盖核中的细胞可见阳性的突起。干扰素－γ 阳性细胞数量较多,分布在端脑的原始海马和隔区,丘脑的视前区,交叉上核和丘脑腹外侧核,下丘脑的腹侧漏斗核,中脑被盖的背前侧被盖核、腹前侧被盖核、背后侧被盖核和腹后侧被盖核中,小脑的 Purkinje 细胞层,和延髓的网状核,其中原始海马,背前侧被盖核和背后侧被盖核,交叉上核,Purkinje 细胞层和网状核中的细胞中可见阳性突起。神经生长因子－β 阳性细胞数量较少,主要存在于丘脑的视前区和交叉上核,中脑被盖的腹前侧被盖核,小脑的 Purkinje 细胞层和延髓的网状核中,其中视前区,EGL 和网状核中细胞可见阳性突起。肿瘤坏死因子－α 阳性细胞数量最少,分布范围仅限于中脑被盖背前侧区和延髓的网状核及中缝核,但细胞具有阳性突起。因此,白介素－1α 和干扰素－γ 在成

体动物脑中分布较为广泛,可能是神经细胞生命活动所必需的;而神经生长因子－β和肿瘤坏死因子－α在成体动物脑中分布范围狭窄,其作用可能仅限于脑中的某些特殊区域。

关键词:白介素－1α;干扰素－γ;神经生长因子－β;肿瘤坏死因子－α;免疫组织化学;脑;中华蟾蜍

Distribution of four types of cytokines in the brain of *Bufo gargariizans*

Yang Le—le, Liu Zai—qun[*]

(Provincial Key Laboratory for the Conservation and Utilization of Important Biological Resources, Provincial Key Laboratory of Biotic Environment and Ecological Security, College of Life Sciences, Anhui Normal University, Wuhu, Anhui Province 241000, China)

Abstract: In order to investigate the distributive patterns of IL —1α, IFN—γ, NGF—β and TNF—α in the brain of *Bufo gargariizans*, the strept avidin—biotin—peroxidase complex (SABC) immunohistochemical methods were applied. It is found that quantities of IL—1α—like immunoreactive cells were detected and widely distributed in each region of the brain. IL—1α was mainly located in the bodies of positive cells. However, in the primordial hippoeampus, nucleus anterodorsalis tegmenti and nucleus anterovetralis tegmenti, positive cells' bodies and progresses were all labeled by IL — 1α. Also, a large number of cells were stained by IFN—γ, these positive cells were observed in the primordial hippoeampus and septum of telencephalon, preoptic area, suprachiasmatic nucleus and ventrolateral thalamus nucleus of thalamus, ventral infundibular nucleus of hypothalamus, nucleus anterodorsalis tegmenti, nucleus anterovetralis tegmenti, posterodorsal tegmental nucleus and posteroventral tegmental nucleus of mesencephalon, Purkinje cell layer of cerebellum, and reticular nuclei of medulla oblongata. Only in the primordial hippoeampus, nucleus anterodorsalis tegmenti, posterodorsal tegmental nucleus, Purkinje cell layer and reticular nuclei, progresses of these positive cells were IFN—γ—like immunoreactive. A few of NGF—β —like immunoreactive cells were mainly observed in the preoptic area and suprachiasmatic nucleus of hypothalamus, nucleus anterovetralis tegmenti of the mesecephalic tegmentum, Purkinje cell layer of cerebellum, and reticular nuclei of medulla oblongata. NGF—β—like immunoreactivity was also present in the progresses of these positive cells in the preoptic area, Purkinje cell layer and reticular nuclei. Several cells in the nucleus anterodorsalis tegmenti of mesencephalic tegmentum, and reticular nuclei and raphe nuclei of medulla oblongata were labeled by TNF—α. And, their bodies and progresses were all TNF—α—like immunoreactive. These results indicated that IL—1α and IFN—γ were widely expressed and may play an important and extensive role in the brain, but NGF—β and TNF—α only were present in some specific regions and may take effect in these regions in the brain.

Key words: IL—1α; IFN—γ; NGF—β; TNF—α; immunohistochemistry; brain; *Bufo gargariizans*

一、引言

早期研究认为,细胞因子是由免疫系统中的免疫细胞产生。但近些年来研究已经表明中枢神经系统也可以产生和分泌细胞因子[1-4]。在正常的脑组织中细胞因子的含量较低[5],但少量的细胞因子却有着非常重要的功能,一定浓度的 IL—1 和 TNF—α 均能提高培养神经元的存活和生长[6]。在病理状态下,脑组织中的细胞因子数量会很快增加[5,7],过量的 IL—1[8,9],TNF—α[10] 和 IFN—γ[11] 都可能导致神经细胞死亡和脑损伤。所以,无论在病理状态或是正常情况下,神经细胞都可以合成细胞因子,通过自分泌、旁分泌或内分泌方式,作为神经调质而影响其自身、邻近细胞或远距离靶点[12]。本文以成年中华蟾蜍中脑视叶为研究对象,研究 IL—1α,IFN—γ 和 TNF—α 阳性细胞的分布特点,丰富细胞因子在两栖类中枢神经系统的表达情况的内容知识,为进一步研究细胞因子对神经系统的作用积累材料。

二、材料和方法

1.实验动物处理

正常成年中华蟾蜍 6 只(雌雄各 3 只),采自安徽芜湖郊区,先乙醚麻醉,后打开颅腔取出完整脑,立即用 Bouin's 液整体固定,常规石蜡包埋,横向连续切片,厚度 7 μm。脱蜡复水后,用免疫组织化学 SABC 法染色。最后,切片在光学显微镜下观察并拍照。

2.免疫组织化学 SABC 法

石蜡切片脱蜡复水后,室温下用 3% H_2O_2 孵育 10 min 阻断内源性酶干扰,后用 PBS (pH 7.2) 冲洗 2～3 次,每次 2～3 min. 然后,再用 5%BSA(在试剂盒中,购买自武汉博士德公司,SABC 试剂盒编号为 SA1022)室温下孵育 20min,甩掉 BSA,滴加一抗(IL—1α,IFN—γ,TNF—α 和 NGF—β,均为多克隆抗体,兔血清,即用型试剂浓度为 5～10μg/ml,药品编号依次为 BA1643,BA0952,BA0131 和 BA0611,购买自武汉博士德公司)4℃下过夜。最后,滴加二抗(生物素化山羊抗兔,即用型试剂,浓度为 5～10μg/ml,药品编号为 BA1003,购买自武汉博士德公司)37℃下 20min。PBS 洗 3 次,每次 5 min。DAB(A:B:C:dH_2O=1:1:1:25)显色 5min 后,流水冲洗 2～3min,脱水透明封片。并设置阴性对照,以 PBS 代替一抗,其余步骤相同。

三、结果

中华蟾蜍属于无尾两栖类,脑结构简单,包括五个部分,由前向后依次为:端脑、间脑、中脑、小脑和延髓。脑的结构和四种细胞因子的表达与分布的详细情况请见图 a-j。

端脑由左右两个半球组成,两半球前段分离,后段联合。端脑包括背侧皮质、原始梨状区、纹状体、原始海马、隔区和杏仁体等。IL—1α 阳性细胞数量很多,广泛存在于端脑的各个区域(图版 I:1—6),阳性部分多为胞体,但原始海马锥体细胞的突起中也有 IL—1α 阳性。IFN—γ 仅在原始海马和隔区的细胞中有表达(图版 I:7—8),阳性细胞数量少,染色浅,阳性较弱,其中隔区细胞的胞体为 IFN—γ 阳性,而原始海马锥体细胞的胞体和突起中都表现为阳性。端脑中未观察到 NGF—β 和 TNF—α 阳性明显细胞。

间脑位于端脑后方,可分为丘脑和下丘脑:丘脑为间脑本体,包括松果体疆、疆下核、丘脑腹内侧核、丘脑腹外侧核、视前区、交叉上核和丘脑前核等;下丘脑前部在丘脑腹面,后部与中脑腹侧衔接,包括后结节,背侧漏斗核和腹侧漏斗核等。IL—1α 阳性细胞数量很多,分布范围广泛,存在于丘脑(图版 I:9—17)和下丘脑(图版 II:9—11)各个核团中,阳性物质主要存在于胞体中,突起中未观察到明显阳性,其中视前区,交叉上核和疆下核的阳性细胞染色深,阳性较强。IFN—γ 阳性细胞数量少,主要分布在丘脑(图版 I:19—20)的视前区,交叉上核和丘脑腹外侧核,以及下丘脑(图版 II:12)的腹侧漏斗核,而交叉上核的细胞可见明显的阳性突起。NGF—β 阳性细胞数量也很少(图版 I:21—22),仅在丘脑的视前区和交叉上核中出现,其中视前区细胞可见明显的阳性突起。间脑中未观察到 TNF—α 阳性细胞。

中脑是两栖类脑最大的结构,背面突出形成两个大的视叶,腹面较小,与下丘脑相连。中脑包括顶盖和被盖:顶盖可分为 8 层,由外向内依次为带状层，外灰质层，浅白质层，中灰质层，中白质层，深灰质层，深白质层，中央灰质；被盖核团较多，包括顶盖前灰质、半环隆枕、背前侧被盖核、腹前侧被盖核、背后侧被盖核、腹后侧被盖核和狭核等。IL－1α阳性细胞数量很多，广泛分布在中脑顶盖和被盖以上各个核团中（图版Ⅰ:23－28;图版Ⅱ:1－2），多数细胞仅胞体表现为阳性，但在背前侧被盖核和腹后侧被盖核中的细胞可以看到阳性的突起。在中脑顶盖中，未观察到IFN－γ阳性细胞，而在被盖（图版Ⅱ:3－6）的背前侧被盖核、腹前侧被盖核、背后侧被盖核和腹后侧被盖核中，可看到很多阳性细胞，且背前侧被盖核和背后侧被盖核中的细胞具有明显的阳性突起。NGF－β阳性细胞数量很少，仅存在于中脑被盖的腹前侧被盖核（图版Ⅱ:7）。TNF－α阳性细胞数量也很少，仅在中脑被盖的背前侧被盖核出现，但胞体和突起都为TNF－α阳性（图版Ⅱ:8）。

小脑位于中脑视叶后方，与延髓一起围成第四脑室，结构较简单，包括Purkinje细胞层、小脑颗粒层和小脑分子层。IL－1α阳性细胞主要在Purkinje细胞层和小脑颗粒层中（图版Ⅱ:13－14），Purkinje细胞的胞体和突起都为阳性，小脑颗粒层细胞个体较小，规则圆形，仅胞体为阳性。IFN－γ（图版Ⅱ:15）和NGF－β（图版Ⅱ:16）阳性细胞也存在于Purkinje细胞层，细胞具有阳性突起，而NGF－β阳性细胞染色浅，阳性弱。小脑中未观察到TNF－α阳性明显的细胞。

延髓位于脑的最后方，在小脑的腹侧，其两侧及腹面发出多对脑神经。延髓中神经核团较多，包括三叉神经主核、中央网状核、网状结构、网状核、中缝核、孤束核等。IL－1α阳性细胞数量很多（图版Ⅱ:17－20），在三叉神经主核、中央网状核、网状结构、网状核和中缝核中都有分布，而中央网状核中的细胞可看到明显的阳性突起。IFN－γ（图版Ⅱ:21）和NGF－β（图版Ⅱ:22）仅在网状核的细胞中有少量表达，细胞阳性弱，但可见阳性突起。TNF－α阳性细胞存在于网状核和中缝核中（图版Ⅱ:23－24），染色浅，阳性较弱，也可见到明显的阳性突起。

四、讨论

IL－1α以前发现在免疫系统中，而现在也观察到中枢神经系统也有表达[1,9]，并且对神经系统有很重要的作用。体外研究表明适量浓度的IL－1α，可以显著地提高神经前体细胞或神经干细胞定向分化为多巴胺能神经元的比例[14-16]。在正常生长和发育的脑中，IL－1可以作为星形胶质细胞的生长因子，具有调节细胞增殖分裂分化的作用[1]。而在病理状态下，过量表达的IL－1α则可导致神经退行性疾病的发生，使细胞死亡，阿尔茨海默氏病是一种神经退行性疾病，该病的发生过程与IL－1α的过量表达有重要关系[9]。本文研究发现IL－

1α广泛表达在正常成体中华蟾蜍脑的各个区域，且阳性细胞数量很多，说明 IL—1α 是神经细胞生命活动所必需的一种细胞因子，可能作为一种新的管家基因蛋白，参与细胞正常的生理过程。IL—1α 多存在于神经细胞的胞体，但中脑被盖腹侧区和延髓中央网状核的细胞则具有阳性突起，这表明 IL—1α 可能作为特定区域的特殊类型神经细胞的神经递质，参与神经活动。所以，在两栖类动物机体健康状态下，脑中的 IL—1α 可能起到维持神经细胞存活，具有积极的重要作用[17]；在机体感染或受伤时 IL—1α 表达量增加，可能导致被感染的神经细胞死亡，损坏脑组织[18]，而且有关其导致神经细胞凋亡的机制也有研究报道[8]。

IFN—γ 在成年大鼠的海马的 CA1、CA2、CA3 区有明显表达[19]，小脑的浦肯野氏层细胞、顶核、间位核和齿状核中有许多阳性细胞[20]，而在下丘脑和中脑少数神经细胞中表达[3]。在成体中华蟾蜍端脑的原始海马和隔区，丘脑和下丘脑，中脑被盖，小脑 Purkinje 细胞层和延髓网状核中都存在 IFN—γ 阳性细胞。而原始海马、交叉上核、背前侧被盖核和背后侧被盖核、EGL 和网状核中的阳性细胞可见到 IFN—γ 阳性突起。以上结果表明，中华蟾蜍脑中 IFN—γ 的表达分布与鼠类的具有很多相似之处，但也有差异，这可能与中华蟾蜍的进化水平较低有关系。在大鼠脑缺血过程中，IFN—γ 表达量也会增加，主要参与大脑损伤后期反应过程[21]。在成年 IFN—γ 基因敲除小鼠中，脊髓损伤后，由于没有 IFN—γ 的表达，导致神经细胞的死亡，因此 IFN—γ 可能在损伤后起到修复和促进再生，起到保护神经细胞的作用[22]。在脑炎症反应中，神经前体细胞可以表达 IFN—γ 的受体蛋白，小胶质细胞分泌的 IFN—γ 可以通过两条路径增加 p21 和激活 caspase—3 诱导神经前体细胞凋亡或者增殖分化[23]。以上看起来矛盾的试验，说明 IFN—γ 的功能不是单一的，而是具有复杂的作用机制，而正常成体动物脑中表达的 IFN—γ 可能起到积极的作用，参与正常的神经生理活动，具有增强脑功能的作用。本文研究的成体中华蟾蜍脑主要脑区都有 IFN—γ 表达，说明 IFN—γ 的作用是广泛的。而中脑的 IFN—γ 阳性细胞数量最多，表明 IFN—γ 可能对动物中脑起重要作用，同时下丘脑中的 IFN—γ 可能通过下丘脑—垂体轴，参与免疫—神经—内分泌网络中的生殖免疫调节[24]。

NGF—β 普遍地表达在成年大鼠的脑主要脑区[25]，尤其在缰核，腹侧被盖区，黑质，蓝斑，腹侧耳蜗核，前庭外侧核等表达量较多[26]，同时在神经细胞的胞体，树突和轴突都可以检查到 NGF—β 的存在。在成年猴脑中，NGF 阳性反应神经元主要在要分布于大脑皮质 III，V

层,小脑 purkinje 细胞,海马,齿状回,纹状体,脑干网状结构等处,而黑质、舌下神经核、迷走神经背核、前庭神经核、三叉神经核、疑核、下橄榄核也出现 NGF 阳性反应[27]。成体中华蟾蜍端脑中未见到明显的 NGF-β 阳性细胞,在中脑被盖的腹前侧被盖区,小脑的 Purkinje 细胞层和脑干的网状核可见到少量 NGF-β 阳性细胞,且发现有些细胞具有阳性突起。因此,中华蟾蜍脑中 NGF-β 的表达与分布,与高等哺乳类动物相比,既有一定相似性,同时差异也是比较大的,这可能与两栖类脑结构简单有关。另外,本实验所使用的一抗是源于哺乳类动物,而用于两栖类动物,也可能导致实验误差,因此尚待进一步使用分子手段进行研究。NGF-β 可以对中枢神经系统产生重要作用。在大鼠脑出血模型中,脑出血后 NGF 蛋白表达量会显著性增加,可以保护和修复损伤神经元[28]。在大鼠脑室注入乙酰胆碱受体抗体可引起中枢神经系统功能障碍,引起重症肌无力,神经细胞发生凋亡,而补充 NGF 能减轻凋亡程度[29]。用原代培养的胎龄 17 天 SD 大鼠胎鼠大脑皮质细胞,机械划痕法建立体外创伤性脑损伤模型,观察发现给予 NGF 后可以减轻细胞形态结构损伤,提示 NGF-β 对创伤性脑损伤所致的大脑皮层神经细胞损伤具有保护作用[30]。Neurituin 和 NGF 联合应用以及 NGF 单独应用均能不同程度地保护基底前脑胆碱能神经元[31]。体外培养实验表明,NGF 也可诱导大鼠胚脑皮层和隔区神经干细胞向神经元分化[32]。所以,在动物胚胎发育过程中,NGF 可以促进神经干细胞的分化,维持和保护神经元的存活;在成体动物脑中,NGF 同样能够维持和保护神经元,同时对神经细胞的损伤具有一定的修复作用。中华蟾蜍属于两栖类动物,脑中神经细胞也可以表达 NGF-β,表明低等动物脑中的 NGF-β 也可能具有维持和保护神经元存活的功能。

TNF-α 在正常成体中华蟾蜍脑中表达较少,仅在中脑背前侧被盖区和延髓的网状核及中缝核中有少数 TNF-α 阳性细胞。目前,对 TNF-α 的功能研究还不是很清楚。在动物脑缺血状态下,TNF-α 表达细胞的分布与缺血灶相一致,呈局灶性分布,在人脑中 TNF-α 的表达高峰是病后 2 天内[7],在大鼠脑中 TNF-α 的表达高峰是病后 12 h,此时合成 TNF-α 的是神经元,而到第 5 天神经元终止合成 TNF-α,见于炎症细胞表达 TNF-α[33]。若实验前 24 h 静脉注射 TNF-α,则可加重脑损伤,若同时静脉注射抗 TNF-α 抗体则可减轻脑组织损伤[10]。以上实验说明在病理状态下,TNF-α 的大量表达可以加重脑组织损伤和神经细胞死亡。但是,在 TNF 受体基因敲除的小鼠中,缺血性脑损伤模型实验,已经证实 TNF-α 可以通过激活抗氧化途径保护神经细胞[34]。同样在由病毒引起小鼠脑炎的实验中,也已经证实 TNF—α 是通过 TNFR1 和 TNFR2 分别修复受损的海马和纹状体[35]。本文研究发现,在正常成体中华蟾蜍中脑被盖背侧区和延髓的网状核及中缝核的某些细胞可表达 TNF—α,并且胞体和突起中都有 TNF—α 阳性物质。由于本实验所用的蟾蜍是正常生理状态下的,所以这种少量表达的 TNF—α 不是炎症细胞表达的,也不是参与炎症反应和损伤脑组织作用,而是由神经细胞合成,起到维持神经细胞存活和增强脑功能的作用[36]。同时也有研究表明保护神经细胞的 TNF—α 不是源自炎症细胞,而来自小胶质细胞[37]。因此,我们推测源于神经细胞的 TNF—α 可能具有保护神经细胞的功能,而源于炎症细胞的 TNF—α 则可能参与炎症反应。

综上所述,正常成体中华蟾蜍脑中,IL—1α,IFN—γ,NGF—β 和 TNF—α 四种细胞因子的表达与分布是有差别的。从表达量和分布范围看上:IL—1α 表达量多,并广泛分布于脑的各个区域;IFN—γ 表达量较多,在脑的多个区域都有分布;NGF—β 和 TNF—α 的表达量少且分布范围也狭窄,这说明 IL—1α,IFN—γ 在成体动物脑中可能具有广泛而重要的作用,NGF—β 和 TNF—α 在成体动物脑中的作用可能仅限于脑的某些特殊区域。在细胞内定位上:IL—1α 主要在胞体中表达,仅原始海马,中脑被盖腹侧区和延髓中央网状核的细胞具有阳性突起;IFN—γ,NGF—β 和 TNF—α 在胞体和突起中都可以表达,但并不是所有阳性细胞都具有阳性突起的,这种细胞内定位的差异表明,四种细胞因子对神经细胞的作用部位可能是不同的,至于其具体作用的机制尚待通过分子生物学等手段进一步研究。

参考文献:

[1]Giulian D, Young DG, Woodward J, et al. Interleukin—1 is an astroglial growth factor in the developing brain[J]. *J. Neurosci.*, 1988, 8(2): 709-714.

[2]Bentivoglio M, Florenzano F, Peng ZC, et al.Neuronal IFN—gamma in tuberomammillary neurones [J]. *Neuroreport*, 1994, 5(18): 2413-2416.

[3]Kiefer R, Keutzberg GW. Gamma interferon like immunoreactivity in the rat nervous system[J]. *Neurosci.*, 1990,37(3): 725-732.

[4]Ljungdahl A, Olsson T, Vander Meide PH, et al.Interferon—gamma—like immunoreactivity in certain neurons of the central and peripheral nervous system [J]. *J. Neurosci. Res.*, 1989, 24(3): 451-456.

[5]Schlüter D, Kaefer N, Hof H, et al. Expression pattern and cellular origin of cytokines in the normal and Toxoplasma gondii—infected murine brain[J].*Am. J. Pathol.*, 1997, 150(3): 1021-1035.

[6]Araujo DM，Cotman CW. Trophic effects of interleukin－4，－7 and －8 on hippocampal neuronal cultures：potential involvement of glial－derived factors [J]. *Brain Res.*，1993，600(1)：49－55.

[7]钟照华，李国忠，李呼伦，等. 人缺血脑组织中 TNF－α 和 IL－1β 的表达 [J]. 细胞与分免疫学杂志，2003，19(4)：349－350

[8]Patel HC，Boutin H，Allan SM. Interleukin－1 in the brain：mechanisms of action in acute neurodegeneration [J]. Ann. *N. Y. Acad. Sci.*，2003，992：39－47.

[9]Griffin WS，Mrak RE. Interleukin－1 in the genesis and progression of and risk for development of neuronal degeneration in Alzheimer's disease [J]. *J. Leukoc Biol.*，2002，72(2)：233－238.

[10]Yang GY，Gong C，Qin Z，et al. Inhibition of TNF－alpha attenuates infarct volume and ICAM－1 expression in ischemic mouse brain[J]. *Neuroreport*，1998，9(9)：2131－2134.

[11]Yamamoto M，Kiyota T，Horiba M，et al. Interferon－γ and Tumor necrosis factor－α regulate Amyloid－β Plaque deposition and β－secretase expression in swedish mutant APP transgenic mice[J]. *Am. J. Pathol.*，2007，170(2)：680－692.

[12]朱长庚，李正莉. 细胞因子与免疫－神经－内分泌调节网络[J]. 解剖学报，1996，27(4)：339－344

[13]杨乐乐，刘再群. 中华蟾蜍中脑组织学研究[J]. 四川动物，2011，30(3)：412－414

[14]Ling ZD，Potter ED，Lipton JW，et al. Differentiation of mesencephalic progenitor cells into dopaminergic neurons by cytokines [J]. *Exp. Neurol.*，1998，149(2)：411－423.

[15]田美玲，金国华，谭雪锋，等. IL－1α 及与 IL－11、L IF 和 GDNF 联合诱导胚鼠皮质、中脑神经干细胞向多巴胺神经元分化的比较[J]. 神经解剖学杂志，2005，21(6)：656－660

[16]刘兵，刘洪涛，彭超华，等. IL－1α 诱导胚鼠中脑神经干细胞分化的实验研究[J]. 长江大学学报，2005，2(12)/医学卷18(4)：342－346

[17]徐科. 神经生物学纲要[M].北京：科学出版社，2002.

[18]Szelényi J. Cytokines and the central nervous system[J].*Brain Res. Bull.*，2001，54(4)：329－338.

[19]孙志宏，周茂林，邓振山，等. IFN－γ 在大鼠海马内的免疫组化定位[J]. 安徽农业大学学报，2007，34(4)：570－572.

[20]孙志宏，赵慧英，胡格吉乐图，等. IFN－γ 在大鼠小脑内定位分布的免疫组织化学研究[J]. 中国兽医学报，2002，22(1)：59－60.

[21]柴福民，邱建东，阎彬彬，等. 大鼠脑缺血后 IFN－γ mRNA 的表达[J].中国实用医药，2006，1(1)：2－5.

[22]Victório SC，Havton LA，Oliveira AL.Absence of IFN－γ expression induces

neuronal degeneration in the spinal cord of adult mice [J].*J. Neuroinflammation*，2010，7：77.

[23]Makela J，Koivuniemi R，Korhonen L，et al.Interferon—gamma produced by microglia and the neuropeptide PACAP have opposite effects on the viability of neural progenitor cells [J]. *PLoS One.*，2010，5(6)：e11091.

[24]赵慧英，孙健红，徐永平，等. IFN—γ 在怀孕早期山羊下丘脑—垂体—性腺轴的表达[J]. 西北农林科技大学学报(自然科学版)，2006，36(8)：35－38.

[25]巴迎春，王廷华，潘兴华. NGF—β，BDNF 和 NT—3 在正常成年大鼠主要脑区表达的免疫组织化学研究[J]. 解剖学研，2006，8(3)：165－167.

[26]Nishio T，Furukawa S，Akiguchi I，et al. Cellular localization of nerve growth factor—like immunoreactivity in adult rat brain：quantitative and immunohistochemical study [J]. *Neuroscience.*，1994，60(1)：67－84.

[27]李朗，李力燕，王廷华，等. NGF 在成年猴脑的分布[J]. 神经解剖学杂志，2003，19(1)：81－84.

[28]石秋艳，何俊芳，孙惠芳，等. 脑出血大鼠脑内 NGF 和 BDNF 蛋白表达变化的研究[J]. 中国医药指南，2010，8(7)：8－10.

[29]王英鹏，李柱一，游国雄，等. NGF 对 AChRAb 脑内注射所致中枢神经损害的保护作用[J]. 中国神经免疫学和神经病学杂志，2004，11(1)：13－16.

[30]李健，赵宝东，赵春玉. NGF 对大鼠创伤性脑损伤后大脑皮质神经元的影响[J]. 锦州医学院学报，2004，25(6)：7－9.

[31]冷水龙，龙大宏，洪乐鹏，等. Neurtuin 和 NGF 联合应用对 AD 模型鼠基底前脑 NGFR 阳性神经元的保护作用[J]. 神经解剖学杂志，2004，20(6)：563－567.

[32]熊咏，田美玲，秦建兵，等. NGF 诱导大鼠胚脑皮层和隔区神经干细胞向神经元和 AChE 阳性神经元分化的作用[J]. 南通大学学报(医学版)，2007，27(1)：11－13.

[33]Wang CX，Shuaib A. Involvement of inflammatory cytokines in central nervous system injury[J]. *Prog. Neurobiol.*，2002，67(2)：161－172.

[34]Bruce AJ，Boling W，Kindy MS，et al.Altered neuronal and microglial responses to excitotoxic and ischemic brain injury in mice lacking TNF receptors[J]. *Nature Med.*，1996，2：788－794.

[35]Rodriguez M，Zoecklein L，Papke L，et al.Tumor necrosis factor alpha is reparative via TNFR1 in the hippocampus and via TNFR2 in the striatum after virus—induced encephalitis [J]. *Brain Pathol.*，2009，19(1)：12－26.

[36]Hulse RE，Swenson WG，Kunkler PE，White DM，Kraig RP. Monomeric IgG is neuroprotective via enhancing microglial recycling endocytosis and TNF—alpha [J].*J. Neurosci.*，2008，28(47)：12199－12211.

[37]Lambertsen KL，Clausen BH，Babcock AA，et al.Microglia protect neurons against ischemia by synthesis of tumor necrosis factor [J].*J. Neurosci.*，2009，29(5)：1319－1330.

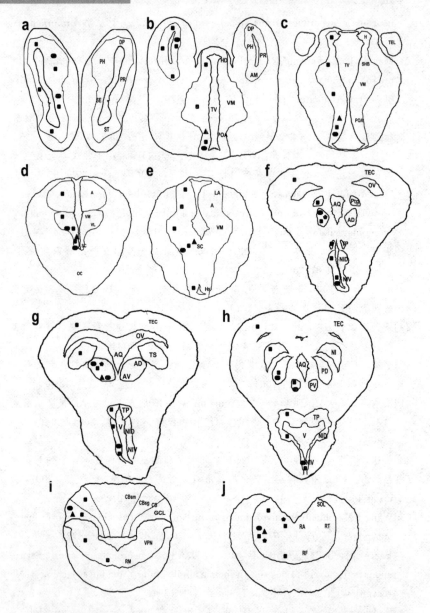

中华蟾蜍脑图说明:图 a,b,c,d,e,f,g,h,i 和 j 依次为中华蟾蜍脑从前向后的横切图,其中图中的黑色正方形代表 IL-1α 阳性细胞,黑色圆形表示 IFN-γ 阳性细胞,黑色三角形表示 NGF-β 阳性细胞,黑色五边形表示 TNF-α 阳性细胞。Explanation of the figures: Figure a, b, c, d, e, f, g, h, I and j were all in turn transverse sections of the brain of *Bufo gargariizans* from anterior to posterior. Black squares stand for IL-1α-like immunoreactive cells; Black circles stand for IFN-γ-like immunoreactive cells; Black triangles stand for NGF-β-like immunoreactive cells; Black pentagons stand for TNF-α-like immunoreactive cells.

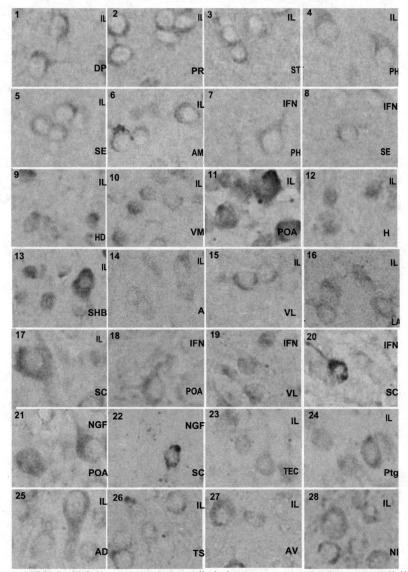

图版 I：图中的 IL，IFN 和 NGF 依次为 IL－1α，IFN－γ 和 NGF－β 的简写。图 1－28 均为 ×400。

图版 I 1－6 依次为端脑结构 DP，PR，ST，PH，SE,和 AM 中 IL－1α 阳性细胞；图版 I 7－8 分别为端脑结构 PH 和 SE 中的 IFN－γ 阳性细胞；图版 I 9－17 依次为丘脑结构 HD，VM，POA，H，SHB，A，VL，LA 和 SC 中的 IL－1α 阳性细胞；图版 I 18－20 依次为丘脑结构 POA，VL 和 SC 中的 IFN－γ 阳性细胞；图版 I 21－22 分别为丘脑结构 POA 和 SC 中的 NGF－β 阳性细胞；图版 I 23－28 依次为中脑结构 TEC，Ptg，AD，TS，AV 和 NI 中 IL－1α 阳性细胞。

Plate I：In the figures, IL, IFN and NGF were in turn used as shorthand for IL－1α, IFN－γ and NGF－β. Figure 1－28 were ×400. Figure 1－6 showed in turn IL－1α—like immunoreactive cells in the DP, PR, ST, PH, SE and AM of the telencephalon; Figure 7－8 showed in turn IFN－γ－like immunoreactive cells in the PH and SE of telencephalon; Figure 9－17 showed in turn IL－1α－like immunoreactive cells in the HD, VM, POA, H, SHB, A, VL, LA and SC of the thalamus; Figure 18－20 showed in turn IFN－γ－like immunoreactive cells in the POA, VL and SC of the thalamus; Figure 21－22 showed in turn NGF　β－like immunoreactive cells in the POA and SC of the thalamus; Figure 23－28 showed in turn IL－1α－like immunoreactive cells in the TEC, Ptg, AD, TS, AV and NI of the mesencephalon.

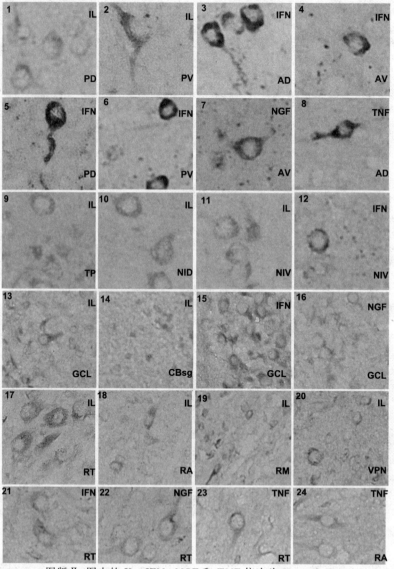

图版Ⅱ:图中的 IL, IFN, NGF 和 TNF 依次为 IL－1α, IFN－γ, NGF－β 和 TNF－α 的简写。

图版Ⅱ1-12均为×400;图版Ⅱ13-24均为×200。图版Ⅱ1-2分别为中脑结构 PD 和 PV 中 IL—1α 阳性细胞;图版Ⅱ3-6依次为中脑结构 AD,AV,PD 和 PV 中 IFN—γ 阳性细胞;图7为中脑结构 AV 中 NGF—β 阳性细胞;图8为中脑结构 AD 中 TNF—α 阳性细胞;图版Ⅱ9-11依次为下丘脑结构 TP,NID 和 NIV 中的 IL—1α 阳性细胞;图版Ⅱ12为下丘脑结构 NIV 中 IFN—γ 阳性细胞;图版Ⅱ13-14分别为小脑结构 GCL 和 CBsg 中 IL-1α 阳性细胞;图版Ⅱ15为小脑结构 GCL 中 IFN—γ 阳性细胞;图版Ⅱ16为小脑结构 GCL 中 NGF—β 阳性细胞;图版Ⅱ17-20为延髓结构 RT,RA,RM 和 VPN 中 IL-1α 阳性细胞;图版Ⅱ21为延髓结构 RT 中 IFN—γ 阳性细胞;图版Ⅱ22为延髓结构 RT 中 NGF—β 阳性细胞;图版Ⅱ23-24分别为延髓结构 RT 和 RA 中 TNF—α 阳性细胞。

Plate Ⅱ: In the figures, IL, IFN, NGF and TNF were in turn used as shorthand for IL—1α, IFN—γ, NGF—β and TNF—α. Figure 1—12 were ×400; Figure 13—24 were ×200. Figure 1—2 showed in turn IL—1α—like immunoreactive cells in the PD and PV of the mesencephalon; Figure 3—6 showed in turn IFN—γ—like immunoreactive cells in the AD, AV, PD and PV of the mesencephalon; Figure 7 showed NGF—β—like immunoreactive cells in the AV of the mesencephalon; Figure 8 showed TNF—α—like immunoreactive cells in the AD of the mesencephalon; Figure 9—11 showed in turn IL—1α—like immunoreactive cells in the TP, NID and NIV of the hypothalamus; Figure 12 showed IFN—γ—like immunoreactive cells in the NIV of the hypothalamus; Figure 13—14 showed in turn IL—1α—like immunoreactive cells in the GCL and CBsg of cerebellum; Figure 15 showed IFN—γ—like immunoreactive cells in the GCL of cerebellum; Figure 16 showed NGF—β—like immunoreactive cells in the GCL of cerebellum; Figure 17—20 showed in turn IL—1α—like immunoreactive cells in the RT, RA, RM and VPN of the medulla oblongata; Figure 21 showed IFN—γ—like immunoreactive cells in the RT of the medulla oblongata; Figure 22 showed NGF—β—like immunoreactive cells in the RT of the medulla oblongata; Figure 23—24 showed in turn TNF—α—like immunoreactive cells in the RT and RA of the medulla oblongata.

字母缩写(Abbreviations):IFN—γ interferon γ 干扰素 γ,IL—1α interleukin—1α 白介素 1α,NGF—β nervous growth factors—β 神经生长因子 β,TNF—α tumor necrosis factor—α 肿瘤坏死因子 α. A anterior thalamic nucleus 丘脑前核,AD nucleus anterodorsalis tegmenti 背前侧被盖核,AM amygdala 杏仁体,AQ mesencephalic aqueduct 中脑水管,AV nucleus anterovetralis tegmenti 腹前侧被盖核,CB cerebellulm 小脑,CbSg granular layer of cerebellum 小脑颗粒层,CbSm molecular layer of cerebellum 小脑分子层,DP dorsal pallium 背侧皮质,PCL Purkinje cell layer Purkinje 细胞层,H Habenula 松果体疆,HD dorsal habenula 背侧松果体疆,SHB Subhabenular nucleus 疆下核,Hy hypothalamus 下丘脑,LA lateral thalamic nucleus 丘脑外侧核,NI Nucleus isthini 狭核,NID dorsal infundibular nucleus 背侧漏斗核,NIV ventral infundibular nucleus 腹侧漏

斗核，OC optic chiasma 视交叉，OV optic ventricle 视叶室，PH primordial hipp-oeampus 原始海马，PD posterodorsal tegmental nucleus 背后侧被盖核，POA preoptic area 视前区，PR primordial piriform area 原始梨状区，PV posteroventral tegmental nucleus 腹后侧被盖核，Ptg pretectal gray 顶盖前灰质，RA raphe nuclei 中缝核，RF reticular formation 网状结构，RM nucleus reticularis mcdius 中央网状核，RT reticular nuclei 网状核，SC suprachiasmatic nucleus 交叉上核，SE septum 隔区，SOL solit tract nucleus 孤束核，ST striatum 纹状体，TEC optic tectum 视顶盖，TEL telecephalon 端脑，TEG optic tegmentum 视被盖，TP pos-terior tuberculum 后结节，TS torus semicircularis 半环隆枕，TV the third ventricle 第三脑室，V ventricle 脑室，VL ventrolateral thalamus nucleus 丘脑腹外侧核，VM ventromedial thalamic nucleus 丘脑腹内侧核，VPN principal tri-geminal nucleus 三叉神经主核。

实验 11　在体电生理记录法研究大脑皮层神经元对不同刺激的反应特性

一、实验目的

以大脑皮层的初级视区为研究对象,观察视皮层单个神经元对不同光栅刺激特征(包光栅朝向、空间频率、大小等)反应的变化,通过数据分析总结视皮层神经元对不同视觉刺激反应的特性。

二、实验原理

视皮层神经元在视觉信息分析和视知觉过程中具有重要作用,但每个视皮层神经元仅对视野中特定位置的微小光栅刺激发生反应,其产生动作电位的频率发生改变,可以通过微电极在体记录单个神经元产生的动作电位,动作电位信号通过放大器放大,再经数据采集卡可将电信号以数字的形式储存在电脑。通过相关的软件(Igor)分析,能研究单个神经元放电频率随刺激特征的变化规律。

三、实验器材和研究对象

正常成年猫 1 只、麻醉剂诱导剂(盐酸氯胺酮)、麻醉维持剂(乌拉坦和三碘季铵酚)、消毒过的注射器、剪毛剪、手术刀、金冠剪、眼科剪、手术镊子、止血钳、玻璃分针、气管插管、静脉插管、消毒酒精、碘酒、棉棒、消毒过的输液软管、注射泵、人工呼吸机、心电图仪、猫头立体固定仪、电动颅骨钻、玻璃微电极、在体电生理记录系统(主要包括探头、电信号放大器、示波器、数据采集卡、视觉刺激产生和呈现电脑、信号记录电脑)。

四、实验步骤(参考示范视频)

(一)动物麻醉诱导

盐酸氯胺酮($40\ mg/kg \times$体重)肌肉(大腿肌肉)注射进行快速麻醉诱导,待猫的角膜反射和缩腿反射消失后,立即将其腹面向上固定在手术台上,使其四肢和脖子伸直。

示范视频请扫二维码

(二)器官插管和静脉插管手术

1. 气管插管手术。用剪毛剪剪去脖子腹面的毛发,酒精和碘酒消毒皮肤,在喉头下约 2cm 处,沿正中线切开皮肤(约 2cm 切口),用止血钳分离气管两侧颈部的肌肉,暴露器官。在气管下穿线,稍向上提起气管,用剪刀在气管的腹侧剪一个"T"型切口,将气管插管插入器官,用线固定以防止滑脱。

2.静脉插管手术。用剪毛剪剪去一只后退的大腿腹面的毛发,酒精和碘酒消毒皮肤,可见大腿腹面的大静脉,用手术刀沿大静脉方向切开静脉附近的皮肤(约 2cm 长),用玻璃分针分离静脉周围的结缔组织,游离出大静脉。从静脉下穿两条线,一条线结扎静脉的外周端,阻断外周血流,将静脉插管的针尖插入静脉,用另一条线进行固定,连接静脉插管与输液管,用配制好的麻醉维持液(乌拉坦:20 mg/h/kg×体重;三碘季铵酚:10 mg/h/kg×体重)通过注射泵维持动物麻醉。立即将动物固定在立体固定仪上,通过耳杆、口杆和眼杆调节使其头部不能移动,连接人工呼吸机,调整潮气量和呼吸频率,打开心电监测仪,监测动物的心率(180~220 次/min)。

(三)开颅手术

用剪毛剪剪去颅顶的毛发,酒精和碘酒消毒皮肤,用手术刀眼颅顶正中线切开皮肤,自切口向两侧分离颅顶的肌肉和结缔组织,暴露颅骨。用电动颅骨钻在耳杆后 4~10mm、正中线外侧 1~4mm 处开颅,暴露大脑的部分初级视觉皮层,用弯头针挑去视皮层外的硬脑膜,用棉球蘸生理盐水,轻轻覆盖暴露的视觉皮层以备电生理记录。

(四)神经元对视觉刺激反应的记录

打开在体电生理记录系统,将冲灌好生理盐水的玻璃微电极固定在电极夹持器上,插入银丝,连接电信号采集探头,并排除外界噪声干扰。

1.细胞反应的分离:用微电极推进器下降电极(每次推进 5 μm),当电极接触细胞时,细胞出现自发反应。在猫的眼前摇动光棒,通过观察示波器的动作电位变化,同时监听扬声器,以判断细胞是否有诱发反应。若无诱发反应,继续按 5 μm 进程向下推进电极。若有诱发反应,减缓推进速度(每次推进 1 μm),并不断监视细胞的发放(动作电位)幅度,直至发放幅度明显高出噪声水平为止。

2.确定细胞的感受野中心:通过光刺激,同时监听与细胞发放强度正相关的扬声器声音的大小来寻找细胞感受野中心。先用光棒手动确定细胞感受野的大概位置,然后用电脑程序 RFmap 产生不同大小的闪烁方块刺激(flashing square)来确定感受野中心,逐渐减小刺激大小以进行准确定位。

3.通过电脑程序产生不同朝向或方位(24 个:0~345°)的光栅刺激(其他刺激参数:空间频率 0.2 周期/度,时间频率 3 Hz,刺激大小 300×300 像素)→呈现不同朝向的光栅刺激(重复 2 次,每次 5 个周期)从记录细胞对不同朝向光栅刺激的反应→分析细胞放电频率随刺激朝向的变化→确定细胞反应的最优刺激朝向。

4.通过电脑程序产生不同空间频率(0.1~2 周期/度)的光栅刺激(其他刺

激参数:最优方位、时间频率 3 Hz、刺激大小 300×300 像素)→呈现不同空间频率的光栅刺激(重复 2 次,每次 5 个周期)→记录细胞对不同空间频率光栅刺激的反应→分析细胞放电频率随刺激空间频率的变化→确定细胞反应的最优刺激空间频率。

5. 通过电脑程序产生不同大小的光栅刺激(其他刺激参数:最优方位、最优空间频率、时间频率 3 Hz)→呈现不同大小的光栅刺激(重复 2 次,每次 5 个周期)→记录细胞对不同大小刺激的反应→分析细胞放电频率随刺激大小的变化→确定细胞反应的最优刺激大小。

五、注意事项

1. 电极电阻测试(实验前测试 3~5MΩ,皮层下 200~300 μm,中间测试)。

2. 电极进入皮层后,用琼脂覆盖(减少皮层波动以便记录细胞的稳定),换电极时,提起电极后,小心去掉琼脂。

3. 关灯进行实验记录,经常滴眼药水,以防止瞳孔缩小。

4. 静脉插管:每隔 12h,手工推 1~2 ml 生理盐水以防止插管内血液阻塞(用注射器从插管基部推,要缓慢推进)

5. 开颅暴露皮层后,不要用棉球等擦拭皮层表面,只能用棉球尖端在孔的边缘蘸或吸,否则会损坏皮层。

在耳杆后 4 mm 后、中线外侧 1.6 mm 处记录第一针,并在记录本上记录立体定位仪上的前后和左右刻度位置。换位置记录时,移动距离为 0.3~0.5 mm,每次要记录电极位置。

六、实验结果与分析

记录实验结束后,用 Igor 软件离线分析细胞对不同视觉刺激特征(包括朝向、空间频率和大小)反应,以刺激参数为横坐标、细胞放电频率为纵坐标绘制细胞反应随刺激参数变化的调谐曲线,通过曲线拟合,找出每个细胞反应的最优刺激朝向、空间频率和大小,比较不同细胞之间的差异。

七、实验参考论文

Effects of surround suppression on response adaptation of V1 neurons to visual stimuli

Peng LI, Cai-Jong JIN, San JIANG, Miao-Miao LI, Zi-Lu WANG, Hui ZHU, Cui-Yun CHEN, Tian-Miao HUA

College of Life Sciences, Anhui Normal University, Wuhu 241000, China

Abstract: The influence of intracortical inhibition on the response adaptation of visual cortical neurons remains in debate. To clarify this issue, in the present study, the influence of surround suppression evoked through the local inhibitory interneurons on the adaptation effects of neurons in the primary visual cortex (V1) were observed. Moreover, the adaptations of V1 neurons to both the high-contrast visual stimuli presented in the classical receptive field (CRF) and to the costimulation presented in the CRF and the surrounding nonclassical receptive field (nCRF) were compared. The intensities of surround suppression were modulated with different sized grating stimuli. The results showed that the response adaptation of V1 neurons decreased significantly with the increase of surround suppression and this adaptation decrease was due to the reduction of the initial response of V1 neurons to visual stimuli. However, the plateau response during adaptation showed no significant changes. These findings indicate that the adaptation effects of V1 neurons may not be directly affected by surround suppression, but may be dynamically regulated by a negative feedback network and be finely adjusted by its initial spiking response to stimulus. This adaptive regulation is not only energy efficient to the central nervous system, but also benefit to maintain the homeostasis of neuronal response to long-presenting visual signals.

Keywords: Surround suppression; V1 neurons; Response adaptation; Cat

Viewing a long-presenting visual stimulus with specific patterns, such as orientation, motion direction and spatial frequency, perturbs perception of a subsequent test stimulus with similar attributes. This phenomenon, termed visual adaptation, has attracted considerable attention since the 1960s (Clifford et al, 2007; Dao et al, 2006; Greenlee & Heitger, 1988; Hua et al, 2009; Kohn, 2007; Maffei et al, 1973; Marlin et al, 1988; Movshon & Lennie, 1979; Smith & Hammond, 1985). Because visual adaptation shows both evident interocular transfer and specificity to adapted stimulus attributes, it is generally regarded as a physiological process occurred in the cortical level, especially in the primary visual cortex (V1) (Duong & Freeman, 2007; Howarth et al, 2009), although subcortical neurons also exhibit a weak adaptation to visual stimulus (Brown & Masland, 2001; DeBruyn & Bonds, 1986; Smirnakis et al, 1997).

The neuronal mechanisms of adaptation to visual stimuli are still in debate(Hua et al, 2009; Kohn, 2007; Liu et al, 2013). The contrast gain control mechanism, which suggests a somatic afterhyperpolarization due to an increasing potassium ion current triggered by sodium ion influx during prolonged stimulation (Carandini & Ferster, 1997; Sanchez-Vives et al, 2000a; Sanchez-Vives et al, 2000b), cannot interpret the specificity of adaptation to stimulus attributes. Synaptic mechanisms can fully account for stimulus—specificity of adaptation but lack consistent experimental evidences. Some studies highlight the roles of excitatory synaptic depression in the adaptation process (Chung et al, 2002; McLean and Palmer, 1996; Reig et al, 2006; Vidyasagar, 1990). Some suggest that the changes of inhibitory synaptic activities may contribute to the adaptation effects (Hua et al, 2009; Yang et al, 2003). Others propose that adaptation may caused by a network mechanism concerning a relative weight of recurrent excitation and inhibition in local neural circuitry (Teich & Qian, 2003). An important factor underlies these discrepancies is that previous studies fail to directly assess the correlations of the changes of neuronal response adaptation and the changes of local excitation / inhibition. Studies on microiontophoresis showed that administrations of glutamate, gamma-aminobutyric acid (GABA) and GABA receptor's antagonists fail to change the adaptation strength of visual cortical neurons (DeBruyn & Bonds, 1986; Vidyasagar, 1990). However, it is premature to conclude that inhibition is not involved in the adaptation process because: i) the actual effects of iontophoretic drug delivery may be challenged if drug diffusion time, diffusion range and synaptic spatial alignment were concerned; ii) other regulatory mechanisms from inhibitory synapses other than GABA ergic ones may exist in adaptation (Ego-Stengel et al, 2002; McLean & Palmer, 1996; Waterhouse et al, 1990). Moreover, we recently found that relative to young adults, the adaptation of V1 neurons in the aged brain with compromised intracortical inhibition is actually enhanced (Hua et al, 2009).

The spiking response of a Vl neuron to a high-contrast stimulus placed within its classical receptive field (CRF) can be suppressed by a simultaneously presented stimulus within the surrounding nonclassical receptive field (nCRF), especially by the one with the similar orientation, motion direction and spatial frequency (Cavanaugh et al, 2002b; Haider et al, 2010; Series et al, 2003; Webb et al, 2005). This phenomenon, termed surround suppression, is induced by the increased activation of local inhibitory interneurons that are driven chiefly by the lateral horizontal connections and/or the feedback from higher visual cortical areas (Bair et al, 2003; Durand et al, 2007; Haider et al, 2010; Li & Freeman, 2011; Series et al, 2003; Smith et al, 2006). Therefore, the local inhibition (Akasaki et al, 2002; Fu et al, 2010; Walker et al, 2000) on the surround-suppressed neurons can be regulated by the varying stimulus size outside the CRF.

In this study, grating stimuli of different sizes were presented outside the CRF to evaluate the effects of intracortical inhibition on the response adaptation of V1 neurons.

MATERIALS AND METHODS

Animals
Four healthy young adult cats (2-3 years old) were examined ophthalmoscopically before experiment to confirm that no optical or retinal problems impaired their visual function. All experiment procedures were performed strictly in accordance with the guidelines published in the NIH Guide for the care and use of Laboratory Animals.

Electrophysiological recording preparation
All cats were prepared for acute *in vivo* single-unit recording using a previously described method (Hua et al, 2010; Hua et al, 2009; Hua et al, 2006; Meng et al, 2013). Briefly, anesthesia was induced by injection of ketamine HCl (40 mg/kg, im) and xylazine (2 mg/kg, im). After intubation of intravenous and tracheal cannulae, the cat was inmobilized in a stereotaxic apparatus with ear, eye and bite bars. Glucose (5%)-saline (0.9%) solution containing a

mixture of urethane (20 mg/h/kg) and gallamine triethiodide (10 mg/hr/kg body weight) was infused intravenously by a syringe pump to keep the animal anesthetized and paralyzed. Pupils were maximally dilated with atropine (1%) eye drops, and contact lenses (zero power) were used to protect the corneas from dryness. Neosynephrine (5%) was applied to retract the nictitating membranes. Artificial respiration was performed, and expired pCO_2 was maintained at approximately 3.8%. Anesthesia level was closely evaluated during the experiment by continuously monitoring the animal's heart rate (180~220 pulses/min) and electrocardiogram (ECG) throughout the experiment.

V1 was partly exposed (8 mm posterior to the ear bar, 4 mm lateral to the midline) by removing the skull and dura over V1 (area 17) with the aid of a light microscope (77019, Reward, China). The small hole over V1 was filled with 4% agar saline solution prior to electrophysiological recording. The optic discs of the two eyes were reflected onto a movable transparent tangent screen positioned 57 cm from the animal's eyes and overlapped with a CRT monitor (resolution 1024×768, refresh rate 85Hz) for visual stimuli presentation. The area centralis of each eye was precisely located according to the position of the optic discs reflected onto the tangent screen (Bishop et al, 1962). After all the preparations were completed, single-unit recordings were performed using a glass-coated tungsten microelectrode (with an impedance of 3~5 MΩ) which was advanced by a hydraulic micromanipulator (Narishige, Japan). When the experiment was finished, the distance of each recorded cell's receptive field from the retinal central area was measured and calculated as visual acuity (1°/cm).

Visual stimuli and recording procedures

Visual stimuli were drifting sinusoidal gratings, which were generated in MATLAB with the aid of extensions provided by the high-level Psychophysics Toolbox (Brainard, 1997) and low-level Video Toolbox (Pelli, 1997). Once a cell's visually-evoked response was detected, the cell's receptive field center was figured out preliminarily using bars of light emitted from a hand pantoscope and then precisely located by consecutively presenting a series of computer-generated flashing bars of light on the CRT. The cell's preferred stimulus attributes, including orientation, motion direction, spatial and temporal frequency were determined by comparing the cell's response to a series of grating stimulus packages. Then, the cell's responses to grating stimuli with optimal attributes but different sizes were recorded to build the response-stimulus size tuning curve (Figure 1A). We fitted the size tuning curve with a function described in previous papers (Cavanaugh et al, 2002a; Tailby et al, 2007):

$$R(x) = \frac{k_c \ erf \ (x/w_c)^2}{1 + k_s \ erf \ (x/w_s)^2} \tag{1}$$

Where, x is stimulus size, $R(x)$ is the neuronal response to a stimulus with size x, k_c and w_c are the gain and spatial extent of the center mechanism, k_s and w_s are the gain and spatial extent of the surround mechanism, erf is the error function.

From the fitting curve, we acquired three test stimulus sizes (a, b, c) (Figure1A), at which the cell's response reached maximum, half of the maximum and minimum value on the right side of the fitting curve, respectively. Size a is the optimal stimulus size that only stimulates the cell's CRF, but not induces surround suppression. Stimulus with size b and c can co-stimulate both CRF and nCRF, but may also evoke medium and maximum surround suppression, respectively.

The contrast of each stimulus was set at 100%. The mean luminance of the display was 19 cd/m^2, and the environmental ambient luminance on the cornea was 0.1 lux.

A: The response-size tuning curve fitted with equation 1. B: AI changes with stimulus sizes. The AI at stimulus sizes a, b and c for this sample cell was 0.44, 0.57 and 0.73 respectively. Subsequently, the cell's response to prolonged stimulation (90 stimulus cycles) were recorded with three stimulus sizes, respectively, which were used to assess the cell's response adaptation changes with the magnitude of surround suppression. Each stimulus was presented monocularly to the dominant eye and repeated 4-6 times with a 3-minute interval between adjacent trials for the cell's functional recovery. Before each stimulus was presented, spontaneous activity was acquired during a 10s period while a mean luminance was shown on the CRT. C, E and G: Voltage traces of the sample cell's response to 90 cycles of preferred visual stimuli with size a, b and c respectively, which were employed to evaluate the cell's response adaptation strength. Spontaneous activity was obtained during the first 10 s period while mean luminance was shown the screen. The dashed horizontal line in each voltage trace indicated the threshold for action potential counting. D, F and H: PSTHs show the cell's average response (counted across each 5 stimulus cycles, with spontaneous activity subtracted) changes as a function of time. Spikes in the first bar were defined as the average initial response, and the mean spikes from the 7th to the 17th bar as an average response, a period when the cell's response decreased to a stable minimum level.

Data acquisition and analysis

Action potentials of the recorded cells were amplified with a microelectrode amplifier (Nihon Kohden, Japan) and a differential amplifier (Dagan 2400A, USA), and then fed into a window discriminator with an audio monitor. The original voltage traces (Figure 1C, E, G) were digitized by an acquisition board (National Instruments, USA) controlled by IGOR software (WaveMetrics, USA), and saved for on- or off-line analysis. A cell's response to a grating stimulus was defined as the mean firing rate (spontaneous response subtracted) corresponding to the time of stimulus presentation, which was used to acquire the curves of tuning response to stimulus orientations, temporal and spatial frequencies. The optimal orientation of each cell was obtained as previously described. The optimal temporal and spatial frequency were determined respectively by comparing the cell's response to high contrast (100%) grating stimuli with different temporal and spatial frequencies, and selecting the temporal and spatial frequency with the maximum response.

The adaptation index (AI) was defined as the ratio of the cell's mean response during plateau period of adaptation to visual stimulation, a period when the cell's response reached a stable minimum value, to the mean initial response of the cell (Figure 1D, F, H). The change of AI with different stimulus sizes was plotted for each studied cell (Figure 1B). The smaller the AI is, the stronger the adaptation of the cell gets. In order to assess the impact of surround suppression on the response adaptation, several neurons that didn't show evident surround suppression to visual stimuli presented in its nCRF were excluded from our data analysis. All studied neurons had a receptive field within 8° from the central area of the dominant eye.

All values were expressed as mean$\pm SE$. Variations between different stimulus sizes and subjects were assessed using analysis of variance (ANOVA) or t-test.

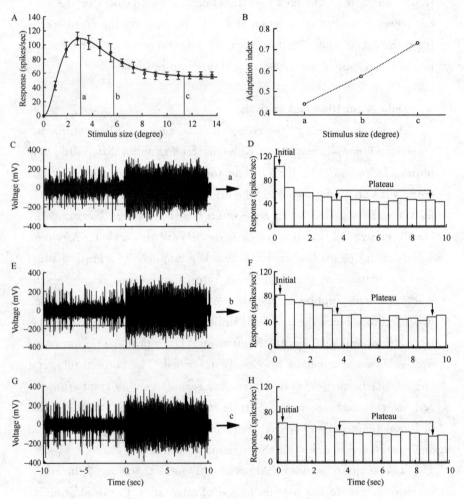

Figure 1　Response adaptation of a sample V1 cell to visual stimuli

RESULTS

A total of 61 V1 cells from four young male adult cats were analyzed in this study (Table 1). All cells showed an evident adaptation to prolonged visual stimuli (90 stimulus cycles) as indicated by the AI value ranged from 0.104 to 0.760.

Table 1　Mean adaptation index of V1 neurons at different stimulus sizes in each cat

Subject	Cell number	Adaptation index at different stimulus size		
	(n)	a	b	c
Cat 1	19	0.33±0.021	0.41±0.028	0.45±0.028
Cat 2	17	0.33±0.021	0.40±0.020	0.48±0.025
Cat 3	13	0.28±0.034	0.36±0.036	0.46±0.033
Cat4	12	0.18±0.018	0.22±0.025	0.29±0.032

a, b and c: the stimulus size at which the cell's response reached maximum, half of the maximum and minimum value on the right side of the response-stimulus size fitting curve, respectively.

Changes of neuronal response adaptation with the stimulus size outside the CRF

The comparison of mean AI of studied neurons with three stimulus sizes (a, b and c) showed that the surround suppression effects on the adaptation strength of neuronal response to visual stimuli from weak to strong were a, b and c, respectively. The ANOVA analysis showed significant differences in the averaged AI value of all the studied neurons with three different stimulus sizes ($F_{(2, 183)} = 25.7$, $P < 0.0001$). These differences were independent of subjects ($F_{(6, 183)} = 0.38$, $P > 0.5$), although the mean AI exhibited a significant variance from cat to cat ($F_{(3, 183)} = 22.4$, $P < 0.0001$) (Figure 2A). The mean AI of each individual cat was found significantly different with different stimulus sizes (cat 1: $F_{(2, 57)} = 6.12$, $P < 0.01$;) cat 2: $F_{(2, 51)} = 9.472$, $P < 0.001$; cat 3: $F_{(2, 39)} = 6.927$, $P < 0.01$; cat 4: $F_{(2, 360)} = 4.935$, $P < 0.05$). The mean AI at stimulus size b was significantly less than that at stimulus size c (t-test, $P < 0.0001$), whereas, was significantly larger than that at stimulus size a

(t-test, $P<0.0001$) (Figure 2B, C), indicating that the neuronal response adaptation decreased with the increase of surround suppression. These results suggest that the response adaptation of V1 neurons to visual stimuli is negatively correlated with the surround suppression that was modulated by the stimulus size.

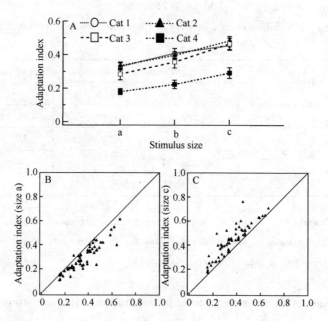

Figure 2   The average AI changes of studied neurons with different stimulus size

A: The mean AI at different stimulus sizes of individual cat; B and C: The AI at stimulus size a $v.s.$ size b and size c $v.s.$ size b of all the cells from all the cats, respectively.

Changes of neuronal response with the stimulus size

The increase or decrease of AI could be resulted from a change of the initial response (IR) of neurons to visual stimuli, a change of the plateau response (PR), the response during the plateau period of adaptation, or all. Therefore, we compared the IR (the mean response to the first five cycles of visual stimuli) and PR (the mean response of visual stimuli cycles from the 36th to the 85th, which represents a minimal and stable response after adaptation) of V1 neurons to prolonged visual stimuli with different stimulus sizes, respectively.

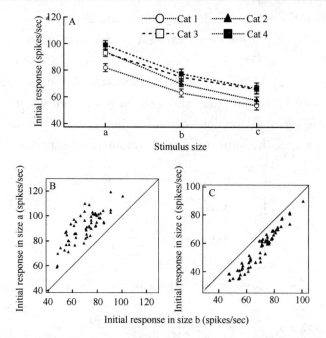

Figure 3　The average IR of neurons to prolonged visual stimuli with different sizes

A: The mean IR at different stimulus sizes of individual cat; B and C: The IR at stimulus size a $v.s.$ size b and size c $v.s.$ size b of all the cells from all the cats.

The ANOVA analysis showed significant differences in the averaged IR of the studied neurons with different stimulus sizes ($F_{(2, 183)}$ =111.207, $P<0.0001$). These differences were independent of subjects ($F_{(6, 183)}= 0.536$, $P>0.5$), although the mean IR varied significantly from cat to cat ($F_{(3, 183)}=14.633$, $P<0.0001$) (Figure 3A). The mean IR of each individual cat also showed significant differences at different stimulus sizes (cat 1: $F_{(2, 57)}=21.810$, $P<0.0001$; cat 2: $F_{(2, 51)}=75.240$, $P<0.0001$; cat 3: $F_{(2, 39)}=23.203$, $P<0.0001$; cat 4: $F_{(2, 36)}=20.203$, $P<0.0001$). The mean IR at stimulus size b was significantly larger than that at stimulus size c (t-test, $P<0.0001$), whereas, was significantly less than that at stimulus size a (t-test, $P<0.000001$) (Figure 3B, C), indicating that the IR of neurons to prolonged visual stimuli reduced greatly with the increase of surround suppression.

However, although the mean PR varied significantly from cat to cat ($F_{(2, 183)}=0.667$, $P<0.0001$), no significant differences were found in either all the studied neurons from all the cats ($F_{(2, 183)} = 0.403$, $P > 0.1$) or individual cat (cat 1: $F_{(2, 57)} = 0.466$, $P > 0.5$; cat 2: $F_{(2, 51)} = 1.173$, $P > 0.1$; cat 3: $F_{(2, 39)} = 0.561$, $P > 0.5$; cat 4: $F_{(2, 36)} = 0.237$, $P > 0.5$) with different stimulus sizes (Figure 4). These results indicate that the responses of neurons during the plateau period of adaptation to visual stimuli are stable and do not change significantly with the changes of surround suppression.

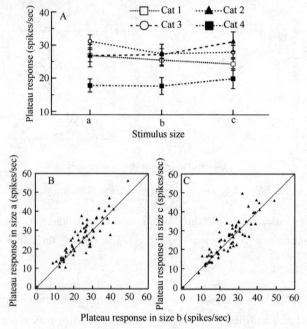

Figure 4　The average plateau response of neurons to
prolonged visual stimuli with different sizes

A: The mean plateau response at different stimulus sizes for individual cat; B and C: the plateau response at stimulus size a $v.s.$ size b and size c $v.s.$ size b for all the cells from all the cats.

Therefore, the response adaptation changes of the studied neurons with different surround suppressions may attribute to the changes of their IR to prolonged visual stimuli, whereas, the PR maintains relatively stable.

DISCUSSION

Adaptation mechanisms

Visual cortical neurons exhibit a reduction in firing rate to prolonged visual stimulation. However, the underlying mechanisms remain in debate. Previous studies proposed several hypotheses to explain these phenomena. For example, the response adaptation is caused by the activity fatigue of the neuron because the prolonged stimulation may evoke sustained firing and the fatigued neurons respond less than they normally do (Carandini, 2000; Sekuler & Pantle, 1967). The contrast gain control mechanism suggests that adaptation leads to a strong somatic afterhyperpolarization due primarily to the activation of voltage-gated potassium channels, triggered by the sodium influx during generation of action potentials (Carandini & Ferster, 1997; Sanchez-Vives et al, 2000a; Sanchez-Vives et al, 2000b). Although the above two mechanisms can interpret the neuronal response reduction during visual adaptation, it is unfortunately unable to account for the specificity of adaptation to the adapted stimulus attributes, such as orientation.

So far, more studies support the synaptic mechanism due to its advantage in explaining the stimulus-specificity of visual adaptation. However, debates concerning the contributions of excitation and inhibition in local circuitry to the adaptation still exist. Some studies emphasize the importance of excitatory synaptic depression in mediating the adaptation process (Chung et al, 2002; Nowak et al, 2005; Reig et al, 2006). Some suggest an involvement of inhibitory synaptic activation in the adaptation effect, and others propose a network mechanism based on recurrent excitation and inhibition models (Kohn, 2007). Current evidences on the role of local inhibition in the adaptation process are mutually inconsistent. An *in vivo* study reported that the iontophoretic delivery of $GABA_A$ receptor antagonists could significantly improve the adaptation strength of relay cells in the dorsal geniculate nucleus (LGNd) and the administration of baclofen, a $GABA_B$ receptor agonist, could decrease the adaptation strength (Yang et al, 2003). However, similar manipulation of GABA inhibition failed to alter the amplitude of visual cortical cells to visual stimuli (DeBruyn & Bonds, 1986; Vidyasagar, 1990). Interestingly, V1 neurons of aged cats showed stronger adaptation to visual stimuli than that of young adult cats (Hua et al, 2009). This enhanced adaptation of V1 neurons during aging may indirectly suggest that neuronal response adaptation is correlated with the changes of intracortical inhibition (Hua et al, 2008; Hua et al, 2006; Leventhal et al, 2003).

In the present study, we evaluated the effects of surround suppression on the adaptation strength of V1 neurons. By manipulating the levels of surround suppression using different stimulus sizes outside the CRF, we found that the amplitude of response adaptation of V1 neuron decreased significantly with the increase of surround suppression due to the decrease of the neuron's IR to the adapted stimulus. These results indicate that the surround suppression might only modify a neuron's IR but not the adaptation process and the adaptation strength depends closely on the neuron's IR to the adapted stimulus. IR decreases with the increase of surround suppression and the decrease of response adaptation, vice versa. Therefore, the response adaptation of V1 neurons may under the dynamic regulation of a negative feedback mechanism. Our results, together with recent research evidences(Benucci et al, 2013; Compte & Wang, 2006; Levy et al, 2013; Liu et al, 2013) suggest that visual adaptation may depend on a network mechanism that involves an interplay between inhibitory and excitatory neurons in the local neural circuitry.

Benefits of visual adaptation

The functional benefits of adaptation remain unclear due to the inconsistent evidences suggest that adaptation sometimes decreases sensitivity for the adapting stimuli, and sometimes it changes sensitivity for stimuli very different from the adapting ones (Gepshtein et al, 2013). Some studies claimed that adaptation could improve the detectability of the adapting stimuli (Abbonizio et al, 2002; Greenlee & Heitger, 1988; Määttänen & Koenderink, 1991). Others reported that adaptation increased perception of novel stimuli in the environment while suppressing the perception of adapted stimuli (Dragoi et al, 2002; Hosoya et al, 2005; Sharpee et al, 2006). Benucci et al

(2013) measured adaptation in the response of populations of V1 neurons to stimulus ensembles with markedly different statistics of stimulus orientation, and found that adaptation might act as a mechanism of homeostasis by maintaining time-averaged response quality and orientation selectivity independence across the population of neurons.

In this study, we determined the response adaptation changes of V1 neurons with different degree of surround suppression. We found that the response adaptation of V1 neurons decreased significantly with the increase of surround suppression due to the reduction of its IR to the adapted stimulus, whereas, the response of neurons during the plateau period of adaptation remained stable. These results are consistent with previous studies (Cavanaugh et al, 2002a) and suggest that V1 neurons may dynamically adjust its adaptation strength according to its initial spiking activities evoked by the adapted stimulus: adaptation enhances if initial activities are high or otherwise weakens if initial activities are low. The response of the neuron can eventually be reduced to the similar level, which is independent of the amplitude of initial response. This adaptation strategy may is critical in maintaining the homeostasis of neuronal response to long-lasting visual signals and benefit the energy frugality of brain activities (Hua et al, 2009).

REFERENCES

[1]Abbonizio G, Langley K, Clifford CW. 2002. Contrast adaptation may enhance contrast discrimination[J]. *Spatial Vision*, 16(1): 45 – 58.

[2]Akasaki T, Sato H, Yoshimura Y, Ozeki H, Shimegi S. 2002. Suppressive effects of receptive field surround on neuronal activity in the cat primary visual cortex[J]. *Neuroscience Research*, 43(3): 207 – 220.

[3]Bair W, Cavanaugh JR, Movshon JA. 2003. Time course and time-distance relationships for surround suppression in macaque V1 neurons[J]. *Journal of Neuroscience*, 23(20): 7690 – 7701.

[4]Benucci A, Saleem AB, Carandini M. 2013. Adaptation maintains population homeostasis in primary visual cortex[J]. *Nature Neuroscience*, 16(6): 724 – 729.

[5]Bishop PO, Kozak W, Vakkur GJ. 1962. Some quantitative aspects of the cat's

eye: axis and plane of reference, visual field co-ordinates and optics[J].
Journal of Physiology, 163(3): 466 - 502.

[6]Brainard DH. 1997. The psychophysics toolbox[J]. *Spatial Vision*, 10(4):
433 - 436.

[7]Brown SP, Masland RH. 2001. Spatial scale and cellular substrate of contrast
adaptation by retinal ganglion cells[J]. *Nature Neuroscience*, 4(1): 44 - 51.

[8]Carandini M. 2000. Visual cortex: Fatigue and adaptation[J]. *Current
Biology*, 10(16): R605 - 607.

[9]Carandini M, Ferster D. 1997. A tonic hyperpolarization underlying contrast
adaptation in cat visual cortex[J]. *Science*, 276(5314): 949 - 952.

[10]Cavanaugh JR, Bair W, Movshon JA.2002a. Nature and interaction of signals
from the receptive field center and surround in macaque V1 neurons[J].
Journal of Neurophysiology, 88(5): 2530 - 2546.

[11]Cavanaugh JR, Bair W, Movshon JA. 2002b. Selectivity and spatial distribu-
tion of signals from the receptive field surround in macaque V1 neurons[J].
Journal of Neurophysiology, 88(5): 2547 - 2556.

[12]Chung S, Li X, Nelson SB. 2002. Short-Term depression at thalamocortical
synapses contributes to rapid adaptation of cortical sensory responses in Vivo
[J]. *Neuron*, 34(3): 437 - 446.

[13]Clifford CW, Webster MA,Stanley GB, Stocker AA, Kohn A, Sharpee TO,
Schwartz O. 2007. Visual adaptation: neural, psychological and
computational aspects[J]. *Vision Research*, 47(25): 3125 - 3131.

[14]Compte A, Wang XJ. 2006. Tuning curve shift by attention modulation in
cortical neurons: a computational study of its mechanisms[J]. *Cerebral Cor-
tex*, 16(6): 761 - 778.

[15]Dao DY, Lu ZL, Dosher BA. 2006. Adaptation to sine-wave gratings selec-
tively reduces the contrast gain of the adapted stimuli[J]. *Journal of Vision*,
6(7): 739 - 759.

[16]DeBruyn EJ, Bonds AB. 1986. Contrast adaptation in cat visual cortex is not
mediated by GABA[J].*Brain Research*, 383(1 - 2): 339 - 342.

[17]Dragoi V, Sharma J, Miller EK, Sur M. 2002. Dynamics of neuronal sensi-
tivity in visual cortex and local feature discrimination[J]. *Nature Neuro-
science*, 5(9): 883 - 891.

[18]Duong T, Freeman RD. 2007. Spatial frequency-specific contrast adaptation
originates in the primary visual cortex[J]. *Journal of Neurophysiology*, 98
(1): 187 - 195.

[19]Durand S, Freeman TC, Carandini M. 2007. Temporal properties of surround
suppression in cat primary visual cortex[J]. *Vision Neuroscience*, 24(5): 679
- 690.

[20]Ego-Stengel V, Bringuier V, Shulz DE. 2002.Noradrenergic modulation of

functional selectivity in the cat visual cortex: an in vivo extracellular and intracellular study[J]. *Neuroscience*, 111(2): 275 - 289.

[21]Fu Y, Wang XS, Wang YC, Zhang J, Liang Z, Zhou YF, Ma YY. 2010. The effects of aging on the strength of surround suppression of receptive field of V1 cells in monkeys[J]. *Neuroscience*, 169(2): 874 - 881.

[22]Gepshtein S, Lesmes LA, Albright TD. 2013. Sensory adaptation as optimal resource allocation[J]. *Proceedings of the National Academy of Sciences of the United States of America*, 110(11): 4368 - 4373.

[23]Greenlee MW, Heitger F. 1988. The functional role of contrast adaptation[J]. *Vision Research*, 28(7): 791 - 797.

[24]Haider B, Krause MR, Duque A, Yu Y, Touryan J, Mazer JA, McCormick DA. 2010. Synaptic and network mechanisms of sparse and reliable visual cortical activity during nonclassical receptive field stimulation[J]. *Neuron*, 65(1): 107 - 121.

[25]Hosoya T, Baccus SA, Meister M. 2005. Dynamic predictive coding by the retina[J]. *Nature*, 436(7047): 71 - 77.

[26]Howarth CM, Vorobyov V, Sengpiel F. 2009. Interocular transfer of adaptation in the primary visual cortex[J]. *Cerebral Cortex*, 19(8): 1835 - 1843.

[27]Hua T, Bao P, Huang CB, Wang Z, Xu J, Zhou Y, Lu ZL. 2010. Perceptual learning improves contrast sensitivity of V1 neurons in cats[J]. *Current Biology*, 20(10): 887 - 894.

[28]Hua TM, Kao CC, Sun QY, Li XR, Zhou YF. 2008. Decreased proportion of GABA neurons accompanies age-related degradation of neuronal function in cat striate cortex[J]. *Brain Research Bulletin*, 75(1): 119 - 125.

[29]Hua TM, Li GZ, Tang CH, Wang ZH, Chang S. 2009. Enhanced adaptation of visual cortical cells to visual stimulation in aged cats[J]. *Neuroscience Letters*, 451(1): 25 - 28.

[30]Hua TM, Li XR, He LH, Zhou YF, Wang YC, Leventhal AG. 2006. Functional degradation of visual cortical cells in old cats[J]. *Neurobiology of Aging*, 27(1): 155 - 162.

[31]Kohn A. 2007. Visual adaptation: physiology, mechanisms, and functional benefits[J]. *Journal of Neurophysiology*, 97(5): 3155 - 3164.

[32]Leventhal AG, Wang Y, Pu M, Zhou Y, Ma Y. 2003. GABA and its agonists improved visual cortical function in senescent monkeys[J]. *Science*, 300(5620): 812 - 815.

[33]Levy M, Fournier J, Fregnac Y. 2013. The role of delayed suppression in slow and fast contrast adaptation in V1 simple cells[J]. *Journal of Neuroscience*, 33(15): 6388 - 6400.

[34]Li B, Freeman RD. 2011. Neurometabolic coupling differs for suppression within and beyond the classical receptive field in visual cortex[J]. *Journal of*

Physiology，589(Pt 13)：3175－3190.

[35]Liu RL，Wang K，Meng JJ，Hua TM，Liang Z，Xi MM. 2013. Adaptation to visual stimulation modifies the burst firing property of V1 neurons[J]. *Zoological Research*，34(3)：E101－E108.

[36]Määttänen LM，Koenderink JJ. 1991. Contrast adaptation and contrast gain control[J]. *Experimental Brain Research*，87(1)：205－212.

[37]Maffei L，Fiorentini A，Bisti S. 1973. Neural correlate of perceptual adaptation to gratings[J]. *Science*，182(4116)：1036－1038.

[38]Marlin SG，Hasan SJ，Cynader MS. 1988. Direction-selective adaptation in simple and complex cells in cat striate cortex[J]. *Journal of Neurophysiology*，59(4)：1314－1330.

[39]McLean J，Palmer LA. 1996. Contrast adaptation and excitatory amino acid receptors in cat striate cortex[J]. *Visual Neuroscience*，13(6)：1069－1087.

[40]Meng JJ，Liu RL，Wang K，Hua TM，Lu ZL，Xi MM. 2013. Neural correlates of stimulus spatial frequency-dependent contrast detection[J]. *Experimental Brain Research*，225(3)：377－385.

[41]Movshon JA，Lennie P. 1979. Pattern-selective adaptation in visual cortical neurones[J]. *Nature*，278(5707)：850－852.

[42]Nowak LG，Sanchez-Vives MV，McCormick DA. 2005. Role of synaptic and intrinsic membrane properties in short-term receptive field dynamics in cat area 17[J]. *Journal of Neuroscience*，25(7)：1866－1880.

[43]Pelli DG. 1997. The VideoToolbox software for visual psychophysics：transforming numbers into movies[J]. *Spatial Vision*，10(4)：437－442.

[44]Reig R，Gallego R，Nowak LG，Sanchez-Vives MV. 2006. Impact of cortical network activity on short-term synaptic depression[J]. *Cerebral Cortex*，16(5)：688－695.

[45]Sanchez-Vives MV，Nowak LG，McCormick DA.2000a. Cellular mechanisms of long-lasting adaptation in visual cortical neurons in vitro[J]. *Journal of Neuroscience*，20(11)：4286－4299.

[46]Sanchez-Vives MV，Nowak LG，McCormick DA. 2000b. Membrane mechanisms underlying contrast adaptation in cat area17 in vivo[J]. *Journal of Neuroscience*，20(11)：4267－4285.

[47]Sekuler R，Pantle A. 1967. A model for after-effects of seen movement[J]. *Vision Research*，7(5)：427－439.

[48]Series P，Lorenceau J，Fregnac Y. 2003. The "silent" surround of V1 receptive fields：theory and experiments[J]. *Journal of Physiology*，97(4－6)：453－474.

[49]Sharpee TO，Sugihara H，Kurgansky AV，Rebrik SP，Stryker MP，Miller KD. 2006. Adaptive filtering enhances information transmission in visual cortex[J]. *Nature*，439(7079)：936－942.

[50]Smirnakis SM，Berry MJ，Warland DK，Bialek W，Meister M. 1997.Adaptation of retinal processing to image contrast and spatial scale[J]. *Nature*，386(6620)：69 – 73.

[51]Smith AT,Hammond P. 1985. The pattern specificity of velocity aftereffects [J]. *Experimental Brain Research*，60(1)：71 – 78.

[52]Smith MA，Bair W，Movshon JA. 2006. Dynamics of suppression in macaque primary visual cortex[J]. *Journal of Neuroscience*，26(18)：4826 – 4834.

[53]Tailby C，Solomon SG，Peirce JW，Metha AB. 2007. Two expressions of "surround suppression" in V1 that arise independent of cortical mechanisms of suppression[J]. *Visual Neuroscience*，24(1)：99 – 109.

[54]Teich AF，Qian N. 2003. Learning and adaptation in a recurrent model of V1 orientation selectivity[J]. *Journal of Neurophysiology*，89(4)：2086 – 2100.

[55]Vidyasagar TR. 1990. Pattern adaptation in cat visual cortex is a co-operative phenomenon[J]. *Neuroscience*，36(1)：175 – 179.

[56]Walker GA，Ohzawa I，Freeman RD. 2000. Suppression outside the classical cortical receptive field[J]. *Visual Neuroscience*，17(3)：369 – 379.

[57]Waterhouse BD，Azizi SA，Burne RA，Woodward DJ. 1990. Modulation of rat cortical area 17 neuronal responses to moving visual stimuli during norepinephrine and serotonin microiontophoresis[J].*Brain Research*，514(2)：276 – 292.

[58]Webb BS，Dhruv NT，Solomon SG，Tailby C，Lennie P. 2005. Early and late mechanisms of surround suppression in striate cortex of macaque[J]. *Journal of Neuroscience*，25(50)：11666 – 11675.

[59]Yang Y，Jin J，Zhou Y，Shou T. 2003. GABA(A) and GABA(B) receptors mediated inhibition affect the pattern adaptation of relay cells in the dorsal lateral geniculate nucleus (LGNd) of cats[J].*Brain Research*，959(2)：295 – 303.

附录 常用生理溶液的配制

表 1 常用生理溶液成分表

成分	任氏液	洛氏液	台氏液	生理盐水	
	两栖类用	哺乳类用	哺乳类用	两栖类	哺乳类
NaCl	6.5	9.0	8.0	6.5~7.0	9.0
KCl	0.14	0.42	0.2	—	—
$CaCl_2$	0.12	0.24	0.2	—	—
$NaHCO_3$	0.20	0.1~0.3	1.0		
NaH_2PO_4	0.01	—	0.05		
$MgCl_2$	—		0.1		
葡萄糖	2.0	1.0~2.5	1.0	—	—
蒸馏水	均加至 1 000ml				

注:表内各药物均以 g 为单位;$CaCl_2$ 应在其他成分混合并加入蒸馏水后,再边搅拌边逐滴加入,以防钙盐沉淀生成;葡萄糖应在用前临时加入,否则不宜久置。

参考文献

[1]蔡文琴,王伯沄.实用免疫细胞化学与核酸分子杂交技术[M].成都:四川科学技术出版社,1994.

[2]陈璧辉,华田苗,吴孝兵,王朝林.扬子鳄研究[M].上海:上海科技教育出版社,2003.

[3]刘再群,黄希文,郑春珍,宋海燕,郑磊.长鬣蜥脑垂体的组织学结构观察[J].四川动物,2010,29(5):587—589.

[4]梅岩艾,王建军,王世强.生理学原理[M].北京:高等教育出版社,2011.

[5]寿天德.神经生物学(第2版)[M].北京:高等教育出版社,2006.

[6]王玢,左明雪.人体及动物生理学(第3版)[M].北京:高等教育出版社,2009.

[7]解景田,刘燕强,崔庚寅.生理学实验(第3版)[M].北京:高等教育出版社,2009.

[8]解景田,谢申玲.生理学实验[M].北京:高等教育出版社,1987.

[9]杨乐乐,刘再群.四种细胞因子在中华蟾蜍脑中的分布[J].水生生物学报,2012,36(4):646—655.

[10]杨乐乐,刘再群.中华蟾蜍中脑组织学研究[J].四川动物,2011,30(3):412—414.

[11]杨乐乐,刘再群.中华蟾蜍中脑视叶 IL—1α,IFN—γ 和 TNF—α 阳性细胞的分布[J].解剖学杂志,2012,35(6):749—752.

[12]杨兰英,刘再群,王子茹,等.家蚕消化管内桑叶的银染法研究[J].四川动物,2012,31,(1):108—112.

[13]郑春珍,周慧,黄希文,等.牛蛙脊髓的组织学结构观察[J].清远职业技术学院学报,2009,2(6):29—31.